Kohlhammer

Die Herausgebenden

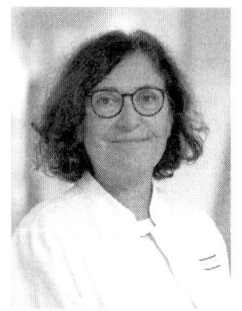

© Michael Rabenstein/ Uniklinikum Erlangen

Prof. Dr. med. Yesim Erim ist Professorin für Psychosomatische Medizin und Psychotherapie, Sprecherin des Post-COVID-Zentrums am Universitätsklinikum Erlangen. Frau Erim ist Ärztin, Psychoanalytikerin, ihre wissenschaftlichen Schwerpunkte sind psychische Belastung und Krankheitsbewältigung bei primär körperlichen Erkrankungen (Transplantationsmedizin, Psychoonkologie) sowie interkulturelle Psychotherapie (Lehrbuch im Kohlhammer Verlag 2009 und 2024 erschienen). Während der Pandemie war sie Initiatorin der VOICE-Studie, die die psychische Gesundheit des Krankenhauspersonals untersuchte. Ab November 2022 baute sie das multidisziplinäre Post-COVID-Zentrum mit den Vertretern der Immunologie und der Ophthalmologie zusammen auf. Gleichzeitig entstand ein Psychotherapiesetting für Post-COVID-Patienten mit psychischen Störungen und Bewältigungsproblemen, in dem über 100 Patienten stationär behandelt wurden. Die vielversprechenden Ergebnisse befinden sich im Reviewverfahren. Neben mehreren Studien, die vom Bayerischen Gesundheitsministerium gefördert wurden, leitet Frau Erim als PI (Principal Investigator) eine Studie zu gesundheitsökonomischen Aspekten (IDV-Post-COVID-Studie), vom Innovationsfonds gefördert und eine bundesweite multizentrische Studie zur wahrgenommenen Befindlichkeit von Betroffenen (Patient Reported Outcomes, PROMs) und zum Verlauf der Erkrankung, die durch das Bundesgesundheitsministerium gefördert wird, die EMOPROM-LCN Studie.

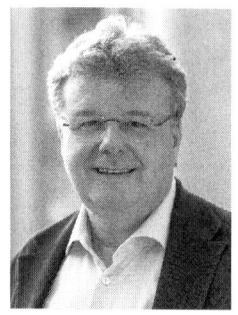

Prof. Dr. med. Volker Köllner ist Ärztlicher Direktor und Chefarzt der Abt. Psychosomatik, am Rehazentrum Seehof der Deutschen Rentenversicherung Bund, Teltow sowie Leiter der Forschungsgruppe Psychosomatische Rehabilitation an der Charité – Universitätsmedizin Berlin. Er ist Vorsitzender der DGPPR und Vorstandsmitglied der DGPM. Seine Arbeits- und Forschungsschwerpunkte sind: Psychokardiologie, Post-COVID-Syndrom, Psychotraumatologie sowie Psychosomatik & Arbeitswelt. Seit 2021 beschäftigt er sich mit dem Aufbau und der Evaluation eines interdisziplinären Konzepts zur Rehabilitation beim Post-COVID-Syndrom am Rehazentrum Seehof. Er arbeitet an den Leitlinien in diesen Bereichen und beim Runden Tisch Post-COVID des BMGs mit.

Yesim Erim
Volker Köllner
(Hrsg.)

Post-COVID-Syndrom

Grundlagen, Klinik und
psychotherapeutische Zugänge

Verlag W. Kohlhammer

Dieses Werk einschließlich aller seiner Teile ist urheberrechtlich geschützt. Jede Verwendung außerhalb der engen Grenzen des Urheberrechts ist ohne Zustimmung des Verlags unzulässig und strafbar. Das gilt insbesondere für Vervielfältigungen, Übersetzungen, Mikroverfilmungen und für die Einspeicherung und Verarbeitung in elektronischen Systemen.

Pharmakologische Daten, d. h. u. a. Angaben von Medikamenten, ihren Dosierungen und Applikationen, verändern sich fortlaufend durch klinische Erfahrung, pharmakologische Forschung und Änderung von Produktionsverfahren. Verlag und Autoren haben große Sorgfalt darauf gelegt, dass alle in diesem Buch gemachten Angaben dem derzeitigen Wissensstand entsprechen. Da jedoch die Medizin als Wissenschaft ständig im Fluss ist, da menschliche Irrtümer und Druckfehler nie völlig auszuschließen sind, können Verlag und Autoren hierfür jedoch keine Gewähr und Haftung übernehmen. Jeder Benutzer ist daher dringend angehalten, die gemachten Angaben, insbesondere in Hinsicht auf Arzneimittelnamen, enthaltene Wirkstoffe, spezifische Anwendungsbereiche und Dosierungen anhand des Medikamentenbeipackzettels und der entsprechenden Fachinformationen zu überprüfen und in eigener Verantwortung im Bereich der Patientenversorgung zu handeln. Aufgrund der Auswahl häufig angewendeter Arzneimittel besteht kein Anspruch auf Vollständigkeit.

Die Wiedergabe von Warenbezeichnungen, Handelsnamen und sonstigen Kennzeichen in diesem Buch berechtigt nicht zu der Annahme, dass diese von jedermann frei benutzt werden dürfen. Vielmehr kann es sich auch dann um eingetragene Warenzeichen oder sonstige geschützte Kennzeichen handeln, wenn sie nicht eigens als solche gekennzeichnet sind.

Es konnten nicht alle Rechtsinhaber von Abbildungen ermittelt werden. Sollte dem Verlag gegenüber der Nachweis der Rechtsinhaberschaft geführt werden, wird das branchenübliche Honorar nachträglich gezahlt.

Dieses Werk enthält Hinweise/Links zu externen Websites Dritter, auf deren Inhalt der Verlag keinen Einfluss hat und die der Haftung der jeweiligen Seitenanbieter oder -betreiber unterliegen. Zum Zeitpunkt der Verlinkung wurden die externen Websites auf mögliche Rechtsverstöße überprüft und dabei keine Rechtsverletzung festgestellt. Ohne konkrete Hinweise auf eine solche Rechtsverletzung ist eine permanente inhaltliche Kontrolle der verlinkten Seiten nicht zumutbar. Sollten jedoch Rechtsverletzungen bekannt werden, werden die betroffenen externen Links soweit möglich unverzüglich entfernt.

Umschlagabbildung: Natthaporn – stock.adobe.com

1. Auflage 2026

Alle Rechte vorbehalten
© W. Kohlhammer GmbH, Stuttgart
Gesamtherstellung: W. Kohlhammer GmbH, Heßbrühlstr. 69, 70565 Stuttgart
produktsicherheit@kohlhammer.de

Print:
ISBN 978-3-17-045004-2

E-Book-Formate:
pdf: ISBN 978-3-17-045005-9
epub: ISBN 978-3-17-045006-6

Inhalt

Vorwort 11
Yesim Erim und Volker Köllner
    Literatur 15

I   Biopsychosoziale Grundlagen

1   Erschöpfungssyndrome: Eine historische Perspektive 19
Hans-Georg Hofer
1.1	Einleitung: Den Fokus öffnen	19
1.2	Fatigue	19
1.3	Neurasthenie	21
1.4	Burn-out	22
1.5	Postvirale Erschöpfungssyndrome: ME und CFS	22
1.6	Chronisches Fatigue-Syndrom (CFS)	24
1.7	Fazit für die Praxis	26
1.8	Literatur	27

2   Körperliche Symptome und Ätiologie des Post-COVID-Syndroms: Informationen für die psychotherapeutische Praxis 29
Yesim Erim
2.1	Einleitung	29
2.2	Biologie der akuten Infektion mit SARS-CoV-2	31
	2.2.1 Neurologische Symptome in der Akutphase	32
	2.2.2 Ätiologie der ZNS-Beteiligung bei der COVID-19-Infektion	32
2.3	Das Post-COVID-Syndrom	34
	2.3.1 Potenzielle pathophysiologische Mechanismen des Post-COVID-Syndroms	35
	2.3.2 Symptome von Post-COVID in verschiedenen Organsystemen	37
2.4	Basisdiagnostik	45
2.5	Therapeutische Ansätze in der Versorgungspraxis	46
2.6	Fazit für die Praxis	48
2.7	Literatur	48

3 Psychoimmunologische Aspekte des Post-COVID-Syndroms ... 52
Eva Peters
- 3.1 Einleitung ... 52
- 3.2 Epidemiologische Evidenzen für eine Beziehung zwischen Stress und PCS ... 53
- 3.3 Psychoimmunologie von Atemwegsinfekten: Eine Geburtsstunde modernen medizinischen Wissens ... 54
- 3.4 Grundlagen der Immunantwort: Wie gelingt die Abwehr von Atemwegsinfekten? ... 54
- 3.5 Wie interagieren Stress und Virusabwehrreaktion? ... 56
- 3.6 Pharmakologische PNI-Interventionen ... 57
- 3.7 Nicht pharmakologische PNI-Behandlungsoptionen ... 58
  - 3.7.1 Regulierung der angeborenen Immunität durch nicht pharmakologische Interventionen ... 59
  - 3.7.2 Flexibilisierung der erlernten Immunität durch nicht pharmakologische Interventionen ... 60
- 3.8 Vorschlag für ein psychoimmunologisch basiertes bio-psycho-soziales psychosomatisches Modell des PCS ... 61
- 3.9 Fazit für die Praxis ... 62
- 3.10 Literatur ... 62

4 Kognitive Veränderungen beim Post-COVID-Syndrom: Sinnvoll Testen in der psychotherapeutischen-psychosomatischen Praxis ... 65
Eva Morawa
- 4.1 Einleitung ... 65
- 4.2 Kognitive Beeinträchtigungen beim Post-COVID-Syndrom ... 65
  - 4.2.1 Art, Häufigkeit und Risikofaktoren kognitiver Defizite beim Post-COVID-Syndrom ... 65
  - 4.2.2 Verlauf der kognitiven Beeinträchtigungen beim Post-COVID-Syndrom ... 66
  - 4.2.3 Erklärungsansätze zur Genese kognitiver Leistungseinbußen beim Post-COVID-Syndrom ... 67
  - 4.2.4 Erste Ergebnisse der Erlanger Arbeitsgruppe zu kognitiven Defiziten beim Post-COVID-Syndrom ... 68
  - 4.2.5 Überblick über häufig untersuchte kognitive Funktionen und eingesetzte neuropsychologische Testverfahren ... 69
  - 4.2.6 Therapieansätze der kognitiven Beeinträchtigungen beim Post-COVID-Syndrom ... 70
- 4.3 Fazit für die Praxis ... 73
- 4.4 Literatur ... 75

5 Post-COVID und ME/CFS – eine Wahrnehmungsfrage? Kann uns die Predictive Coding-Theorie helfen? ... 78
Henning Schauenburg

5.1	Einleitung	78
5.2	Lage und Zahlen	78
5.3	Fragen und »Feindbilder«	79
5.4	Ätiologische Probleme	80
5.5	Neue Krankheitsmodelle	81
5.6	Erschöpfung und Predictive Coding	83
5.7	Therapeutische Aspekte	85
5.8	Fazit für die Praxis	86
5.9	Literatur	87

II Psychotherapeutische Zugänge

6 Psychotherapie und Rehabilitation beim Post-COVID-Syndrom ... **91**
Volker Köllner

6.1	Einleitung	91
6.2	Bio-psycho-soziales Konzept der Chronifizierung beim PCS	92
6.3	Konzepte und Methoden zur Psychotherapie beim PCS	93
	6.3.1 Psychoedukation	94
	6.3.2 Avoidance/Endurance	94
	6.3.3 Akzeptanz- und Commitment-Therapie (ACT)	94
	6.3.4 Selbstwert und Leistung	94
	6.3.5 Erwartungsverletzung (Predictive Coding)	95
	6.3.6 Kognitive Verhaltenstherapie bei Fatigue	96
	6.3.7 Somatische Belastungsstörung	96
	6.3.8 Depression und Angst als Komorbidität	97
6.4	Multimodale Rehabilitation beim PCS	99
	6.4.1 Multimodales, störungsspezifisches Konzept	99
	6.4.2 Sozialmedizin und Nachsorge	100
6.5	Fazit für die Praxis	101
6.6	Literatur	101

7 Ergebnisse und Behandlungsskizzen aus der stationären Psychotherapie für Patient:innen mit Post-COVID-Syndrom und psychischen Problemen ... **104**
Silke Kastel-Hoffmann

7.1	Einleitung	104
7.2	Universitäres, stationäres Post-COVID-Konzept	105
7.3	Charakterisierung der Bewältigungsmuster	106
7.4	Behandlungsskizze High Performer	106
	7.4.1 Interventionen	107
	7.4.2 Was ist das Post-COVID-typische an dieser Behandlung?	107
7.5	Behandlungsskizze Erschöpfte	108
	7.5.1 Interventionen	108

		7.5.2	Was ist das Post-COVID-typische an dieser Behandlung?	109
	7.6		Patient:innen mit (übersehenen) Organschäden	109
		7.6.1	Interventionen	110
		7.6.2	Was ist das Post-COVID-typische an dieser Behandlung?	111
	7.7		Fazit für die Praxis	111
	7.8		Literatur	112

8 Psychotherapeutische Gruppentherapie beim Post-COVID-19-Syndrom ... **114**
Alexa Kupferschmitt

8.1	Einleitung	114
8.2	Ziele	114
8.3	Die Rolle des/der Psychotherapeut:in in der Gruppe	115
8.4	Setting und Ablauf	115
8.5	Inhalte und Themen	116
	8.5.1 Psychoedukation	116
	8.5.2 Therapeutische Arbeit an Akzeptanz und Achtsamkeit	117
8.6	Hilfreiche Techniken und Methoden/Konzepte	118
8.7	Stolpersteine und Lösungswege	119
8.8	Fazit für die Praxis	120
8.9	Literatur	121

9 Bewegungstherapie für Patient:innen mit Post-COVID-Syndrom ... **122**
Judit Kleinschmidt

9.1	Einleitung: Warum Bewegungstherapie?	122
9.2	Evidenzlage	122
9.3	Grundlagen und Ziele der Bewegungstherapie beim PCS	123
9.4	Inhalte der Bewegungstherapie in der Psychosomatischen Rehabilitation	126
	9.4.1 Bewegungstherapiegruppe	126
	9.4.2 Ausdauertraining	127
	9.4.3 Ergometertraining	127
	9.4.4 Krafttraining	127
	9.4.5 Entspannungstraining	128
	9.4.6 Atemtherapie	128
9.5	Umsetzung im ambulanten Setting	129
9.6	Einige praktische Hinweise	130
	9.6.1 Integration der Bewegungstherapie in das therapeutische Team	130
	9.6.2 Besonderheiten in der Bewegungstherapie mit PCS-Patient:innen	131
	9.6.3 Gestaltung des Tagesplans	131

		9.6.4 Umgang mit Pulsuhren und Wearables	132
		9.6.5 Wie häufig kam es zu PEM?	132
	9.7	Fazit für die Praxis	132
	9.8	Literatur	133

10 Ambulante und Online-Therapie beim Post-COVID-Syndrom ... **135**

Charles Benoy

	10.1	Einleitung	135
	10.2	Multi-disziplinäre und pluri-institutionelle Rehabilitation im ambulanten Setting: Beispiel des luxemburgischen Post-COVID-Behandlungsansatzes	136
		10.2.1 Zentrales Case-Management	138
		10.2.2 Organisation der institutionellen Behandlungsschwerpunkte	139
	10.3	Bausteine der psychosozialen und psychotherapeutischen Behandlung, ambulant wie online	139
		10.3.1 Online-basiertes Erwartungsmanagement und störungsspezifische Edukation	140
		10.3.2 Stabilisierung psychosozialer, finanzieller und beruflicher Kontexte zur Prävention psychischer Symptome	141
		10.3.3 Psychoedukation im ambulanten und Online-Gruppensetting	142
		10.3.4 Ambulante (Online-)Einzelpsychotherapie	143
		10.3.5 Ambulante (online-)psychotherapeutische Gruppentherapien	145
		10.3.6 Ambulante neuropsychologische Testung und Training	146
		10.3.7 Ambulante Selbsthilfegruppen	146
		10.3.8 Ambulante und Online-Angehörigenarbeit	146
	10.4	Fazit für die Praxis	147
	10.5	Literatur	147

III Verzeichnisse

Verzeichnis der Autorinnen und Autoren ... **151**

Sachwortverzeichnis ... **153**

Vorwort

Yesim Erim und Volker Köllner

Im März 2025, als unser Buch fertiggestellt wurde und die letzten Manuskripte eingingen, geschah dies fast zeitgleich mit dem fünften Jahrestag des Beginns der COVID-19-Pandemie. In der Öffentlichkeit wird nun darüber diskutiert, welche Maßnahmen damals adäquat waren und welche vielleicht über das Ziel hinausgeschossen sind. Die Kränkung und der Ärger der Personen, die sich durch die Maßnahmen während der Pandemie bevormundet und unterworfen gefühlt haben, wird in dieser Diskussion weiterhin vehement zum Ausdruck gebracht – es bleibt zu hoffen, dass dies langfristig zu mehr gegenseitigem Verständnis und einer Versöhnung führen kann. Nicht vergessen werden sollte dabei das große Engagement aller, die mit ihrer Anstrengung dazu beigetragen haben, dass wir glimpflich durch die Pandemie gekommen sind – genannt seien hier die Beschäftigten im Gesundheitswesen, in Kindergärten und Kitas sowie in Geschäften, die auch in den Hochzeiten der Pandemie offen blieben, Eltern, die Schulschließungen kompensieren mussten und auch die Entscheidungsträger in der Politik. Sinnvoll ist auf jeden Fall eine rationale Aufarbeitung der getroffenen Maßnahmen, um im Falle einer weiteren Pandemie besser gewappnet zu sein und auf sicherer Grundlage entscheiden zu können.

Für die Gruppe der vom Post-COVID-Syndrom (PCS) Betroffenen ist die Pandemie jedoch noch nicht vorbei, ihr Leiden geht weiter. Auch bei Ihnen war die Kränkung und Hilflosigkeit, gefolgt von Wut, oft zu spüren. Die Autor:innen dieses Werkes haben zusammen mit Betroffenen Konzepte zum Krankheitsverständnis und zur Therapie entwickelt. Ihre Gefühle zu verstehen und mit ihnen umgehen zu können, ist ein wichtiger Bestandteil dieser Arbeit gewesen.

In den meisten Fällen bessern sich Beschwerden nach einer akuten COVID-19-Infektion innerhalb weniger Wochen. Über 10 % der Betroffenen leiden jedoch auch nach drei Monaten noch unter anhaltenden Beschwerden – ab dann sind die diagnostischen Kriterien eines PCS erfüllt. Krankheitsdauern von zwei Jahren und mehr sind keine Seltenheit und der Langzeitverlauf lässt sich immer noch nicht abschätzen. Diese anhaltenden, mit COVID-19 assoziierten und nicht durch eine andere Erkrankung erklärbaren Beschwerden, werden gemäß der Definition der WHO als Post-COVID-Syndrom (PCS) bezeichnet. In Deutschland hat sich auch der synonym benutze Begriff Long-COVID etabliert. Bei ca. 2 % der Post-COVID-Betroffenen ist die Symptomatik so deutlich ausgeprägt, dass schwerwiegende Einschränkungen im Beruf, Sozialleben und der allgemeinen Lebensführung vorliegen. Spätestens dann wird eine Behandlung und/oder eine Rehabilitation notwendig. Häufigste Beschwerden sind Fatigue, schnelle körperliche und geistige Erschöpfbarkeit einschließlich Post-exertioneller Malaise (PEM) sowie Konzentrations- und Gedächtnisstörungen. Atembeschwerden, die in den ersten beiden Jahren der Pandemie noch häufige PCS-Beschwerden waren, sind etwas zurückgetreten.

Schon früh wurde klar, dass es Risikofaktoren für die Entstehung eines PCS gibt: Hierzu gehören weibliches Geschlecht, eine genetische Disposition sowie eine Infektion mit frühen Virusvarianten, während eine Impfung das Risiko um ca. 40 % senkt. Somatische Risikofaktoren sind vorbestehende Autoimmunerkrankungen, Asthma, Adipositas und arterielle Hypertonie, aber auch eine vorbestehende Depression, Angststörungen oder Bewegungsmangel. Trotz dieser bekannten Risikofaktoren kann nicht individuell vorhergesagt werden, wer ein PCS entwickeln wird. Ebenso wenig existiert ein Labortest, der ein PCS objektivieren kann – die Diagnose wird klinisch gestellt.

Eine immer noch unterschätzte Rolle spielen die o. g. psychosozialen Belastungen während der Pandemie. Dabei sollte man das PCS nicht ohne die Pandemiefolgen betrachten. So zeigte z. B. die multizentrische Voice-Studie, die die psychischen Belastungen des Gesundheitspersonals an fünf Messzeitpunkten und bei über 30.000 Teilnehmenden untersuchte, dass soziale Belastungen während der Pandemie das Risiko erhöhten, spezifische PCS-Symptome zu entwickeln, während soziale Unterstützung ein protektiver Faktor war. Uns erstaunt, dass das Überwiegen der Frauen beim PCS bisher fast nur unter biologischem Gesichtspunkt betrachtet wurde – ob es eine Rolle spielt, dass Frauen durch die Lockdowns meist stärker belastet waren als Männer, wurde bisher kaum untersucht.

Trotz aller Forschungsbemühungen auf somatischem Gebiet gibt es bisher keine schlüssige biomedizinische Theorie zur Entstehung des PCS, ebenso wenig gibt es verlässliche Biomarker zur Diagnostik. Auch für somatische Therapieverfahren gab es bisher keinen Wirksamkeitsnachweis. Dies mag zu der Annahme verleiten, dass somatische Hypothesen zur PCS-Entstehung in eine Sackgasse führen und die Symptomatik doch überwiegend psychisch verursacht wird.

Vor dieser Schlussfolgerung möchten wir ausdrücklich warnen! Zum einen sprechen die zahlreichen und komplexen, in ▶ Kap. 2 dieses Bandes dargestellten Befunde deutlich für das Vorliegen einer somatischen Pathologie, auch wenn diese bisher noch nicht vollständig entschlüsselt werden konnte. So zeigte sich z. B., dass die kognitiven Störungen beim PCS weitgehend unabhängig von einer depressiven Symptomatik bestehen und sich entwickeln. Zum anderen ist es durchaus wahrscheinlich und im Interesse der Betroffenen zu wünschen, dass in Kürze doch eine wirksame somatische Therapie, zumindest für einzelne Symptomkomplexe und Subgruppen der PCS-Betroffenen, gefunden wird – auch wenn es wahrscheinlich nicht die »Wunderpille« sein wird, die alle Symptome vollständig neutralisiert. Leider hat sich die Debatte um die Ursachen des PCS – vergleichbar zur Debatte um ME/CFS – emotional sehr aufgeheizt und zeitweise auf die falsche Alternative »psychisch oder somatisch verursacht« zugespitzt, was psychotherapeutische Ansätze zumindest zeitweise bei einem Teil der Betroffenen diskreditiert hat. Längst überwunden geglaubtes dualistisches Denken kehrte in der PCS-Debatte mit teilweise erschreckender Wucht zurück. Zum Glück hat sich die Debatte inzwischen wieder versachlicht, wozu in Deutschland auch der von Gesundheitsminister Lauterbach initiierte und persönlich moderierte »Runde Tisch«, an dem alle relevanten Expert:innen, Fachgesellschaften und Selbsthilfeorganisationen beteiligt waren, beigetragen hat.

Aus unserer Sicht ist das PCS sowohl paradigmatisch für das bio-psycho-soziale Modell als auch durch seine Komplexität ein Prüfstein dafür, wie ernst es uns mit diesem Modell ist. Sowohl in der Betrachtung, die primär psychische Probleme beim Post-COVID-Syndrom erkennt, als auch auf der Seite der ausschließlich somatischen Medizin gibt es die Gefahr des Reduktionismus. Aus diesem Grund haben wir sowohl der körperlichen Symptomatik als auch dem psychoneuroimmunologischen Verständnis des Bedingungsgefüges des PCS und dem psychologischen Konzept der Krankheitsbewältigung in diesem Band viel Raum gegeben. Wir halten es nicht für hilfreich, dieses Krankheitsbild als somatoforme Störung zu konzeptualisieren. Auch die Einordnung unter die ICD-11-Kategorie »Somatische Belastungsstörung« (SBS) halten wir für eher problematisch. Zwar ist diese im Gegensatz zur somatoformen Störung ätiologiefrei definiert. Diagnostische Kriterien für die SBS sind aber u. a.:

- »..., dass es körperliche Beschwerden gibt, die für die Betroffenen eine Belastung darstellen, die sich durch eine übermäßige Aufmerksamkeit, die auf die Beschwerden gerichtet ist und durch wiederholte Kontakte mit Gesundheitsdienstleistern äußern kann.
- Wenn ein anderer Gesundheitszustand die Beschwerden verursacht oder zu ihnen beiträgt, ist der Grad der Aufmerksamkeit im Verhältnis zu Art und Verlauf eindeutig übermäßig. Die übermäßige Aufmerksamkeit wird nicht durch geeignete klinische Untersuchungen und Untersuchungen sowie durch angemessene Beruhigungsmaßnahmen gemildert.« (Hausteiner-Wiehle, 2024)

Nach unserer inzwischen über vierjährigen klinischen Erfahrung mit Hunderten von PCS-Betroffenen sind es aber bei der Mehrzahl der Betroffenen eben doch die Beschwerden selbst und die hierdurch hervorgerufenen Einschränkungen, die die Belastung auslösen. Außerdem kann es bereits durch Patient:innenschulung und Psychoedukation gelingen, die den Beschwerden geschuldete Aufmerksamkeit und das Inanspruchnahmeverhalten im Gesundheitswesen deutlich zu reduzieren. Das Bedürfnis der Betroffenen nach einer rationalen und für sie nachvollziehbaren Erklärung für ihre Beschwerden erscheint sowohl nachvollziehbar als auch – zumindest partiell – erfüllbar. Auch das ehrliche Aufzeigen der Grenzen bezüglich unseres Wissens über die Natur ihrer Erkrankung ist nach unserer Erfahrung für die Betroffenen hilfreich.

Hier können wir sehr von der Erfahrung mit dem Fibromyalgiesyndrom (FMS) profitieren. Eine voreilige psychogenetische Krankheitsdefinition führte auch hier bei den Betroffenen zunächst zu einer heftigen Gegenreaktion. Die ehrliche Feststellung, dass auch wir Psychosomatiker:innen das FMS weder kausal erklären noch wegtherapieren können, hat es zusammen mit der zunehmenden Evidenz für psychosomatische Behandlungsansätze ermöglicht, eine Brücke zu den Betroffenen zu bauen. Ein weiteres Beispiel für eine gelungene Integration des bio-psycho-sozialen Modells ist die Psychokardiologie. Niemand käme auf die Idee, einen Herzinfarkt als primär psychogen ausgelöstes Krankheitsbild anzusehen. Gleichzeitig gibt es aber inzwischen empirisch gut gesichertes Wissen darüber, welchen Einfluss psychosoziale Risikofaktoren wie zum Beispiel Depressivität, Traumatisierung oder Einsamkeit auf die Entstehung eines Herzinfarktes haben und welche psychosozialen Behandlungsmöglichkeiten die Lebensqualität und die Prognose der Betroffenen verbessern können. Dieses Wissen hat inzwischen dazu geführt, dass psychosomatische Inhalte in die Facharzt-Weiterbildung Kardiologie integriert wurden und das auch die Patient:innen-Vertreter:innen entsprechende Behandlungsbausteine in der Versorgung fordern.

Gemäß dem bio-psycho-sozialen Ansatz der psychosomatischen Medizin sind in der Zwischenzeit erste erfolgreiche Therapieansätze entstanden und empirisch evaluiert worden. Hierzu gehören die kognitive Verhaltenstherapie, eine individuell auf die wechselnde Belastbarkeit der Betroffenen abgestimmte Bewegungstherapie und die Integration beider in multimodale rehabilitative Konzepte. Ein in unseren Kliniken inzwischen praktisch und wissenschaftlich überprüftes Therapiekonzept wird im Praxisteil vorgestellt.

Die in diesem Buch enthaltenen Informationen sollen vor allem ärztliche und psychologische Psychotherapeut:innen dazu befähigen, syndromspezifisch zu arbeiten und die Patient:innen in der hausärztlichen Praxis im Rahmen der psychosomatischen Grundversorgung angemessen zu betreuen. Es ist kein Therapiemanual im engeren Sinne, das konkrete Handlungsschritte vorgibt. Es soll vor allem aktuelle Informationen zu diesem besonderen Krankheitsbild geben, die für das individuelle therapeutische Vorgehen nutzbar gemacht werden können.

Im ersten Teil wird vor allem das aktuelle Wissen zu den biologischen und psychischen Grundlagen des PCS dargestellt. Wichtig ist uns auch ein Beitrag, der das PCS vor dem Hintergrund der historischen Entwicklung des Verständnisses von Erschöpfungssyndromen insgesamt beschreibt.

Im zweiten Teil werden dann klinische Konzepte und sowohl das psycho- als auch das spezielle bewegungstherapeutische Vorgehen beim PCS dargestellt – womit die beiden aktuell evidenzbasierten Behandlungsansätze vorgestellt werden. Angesichts der eingeschränkten Mobilität schwer betroffener PCS-Patient:innen – die sowohl bewegungs- als auch psychotherapeutische Hilfe oft in besonderer Weise benötigen, aber nicht erreichen können – gewinnen hier online-basierte Behandlungsmöglichkeiten an Bedeutung. Zum Abschluss erfolgt ein Blick über die Grenze nach Luxemburg – wo schon früh ein gut strukturiertes Managed-Care-Konzept für alle PCS-Betroffenen umgesetzt wurde. Dieser Ansatz erscheint uns sowohl zur Ermöglichung einer flächendeckenden Behandlung der Betroffenen auf evidenzbasierter Grundlage als auch aus wissenschaftlicher Perspektive vorbildlich.

Abschließend möchten wir uns sowohl bei den Autorinnen und Autoren dieses Bandes für ihr Engagement bedanken als auch bei allen PCS-Betroffenen, die mit ihren Rückmeldungen in der Therapie und ihrer zahlreichen Beteiligung an den Forschungsprojekten zum PCS dieses Buch ermöglicht haben.

Literatur

Hausteiner-Wiehle C. (2024). Krank, weil der Körper (sich) beschwert: von somatoformen Störungen der ICD-10 zur somatischen Belastungsstörung der ICD-11. *PiD – Psychotherapie im Dialog; 25:* 26–32.

I Biopsychosoziale Grundlagen

1 Erschöpfungssyndrome: Eine historische Perspektive

Hans-Georg Hofer

1.1 Einleitung: Den Fokus öffnen

Nach der Coronavirus-Pandemie haben sich Erschöpfungssyndrome als eine der zentralen Herausforderungen für Medizin und Gesundheitswesen herausgestellt. Im Zusammenhang mit dem Post-COVID-Syndrom wird auf Begriffe wie Fatigue, Neurasthenie oder Myalgische Enzephalomyelitis/Chronisches Fatigue-Syndrom (ME/CFS) Bezug genommen. Diese sind historischer Herkunft und somit nicht neu, sondern erneut aktuell geworden. Hier setzt dieser Beitrag an: Er möchte aus dem Gegenwartshorizont heraustreten und eine historische Perspektive einnehmen: Woher kommen die mit Erschöpfung assoziierten Begriffe und Konzepte? Aus welchen medizinischen, politischen und sozialen Konstellationen sind sie hervorgegangen? Wie erlangten sie ihre jeweils unterschiedlichen Bedeutungsidentitäten und inwiefern haben sich diese im Laufe der Zeit verändert? Und was bedeutet der Rekurs auf historische Konzepte für den Umgang mit Erschöpfungszuständen heute? Von diesen Fragen ausgehend soll im Folgenden eine Spurensuche unternommen und Sortierungsarbeit geleistet werden. Ziel ist es, einen Überblick über Herkunft, Kontextabhängigkeit und Konjunkturen erschöpfungsassoziierter Begriffe zu vermitteln. Eine historische Perspektive kann dazu beitragen, medizinisches Wissen im Heute auf seine eigene Geschichtlichkeit hin zu befragen und aktuellen Kontroversen mit informierter Nachdenklichkeit zu begegnen.

1.2 Fatigue

Ermüdung und Erschöpfung gehören zum Menschsein. Nichts spricht gegen die Annahme, dass sie über historische Zeiten hinweg zum anthropologischen Grundinventar zu zählen sind. Als spezifisches Problem des modernen Menschen, als Gegenstand medizinischer Forschung, als Herausforderung ärztlicher Diagnostik und Therapie, ist die Erschöpfung jedoch erst seit dem späten 19. Jahrhundert erkennbar. Voraussetzung dafür war zum einen die Herausbildung der modernen Industriegesellschaft, die mit Rationalisierung der Arbeit einherging, zum anderen der Aufstieg der naturwissenschaftsorientierten Medizin und Humanwissenschaften, die Ressourcen und Grenzen menschlicher Leistungsfähigkeit erforschen wollten (Rabinbach, 2001; Böhme, 2015). Leitbegriff dieser um 1880 vor allem in Physiologie, Psychologie und Pädagogik einsetzenden Forschung wurde die Fatigue, in Anlehnung an den lateinischen Begriff fatigatio (Ermüdung, Erschöpfung). So befasste sich die Physiologie etwa mit der Frage, ob – und welche – spezifische Einflussfaktoren der Erschöpfung ausgemacht werden konnten. In ähnlicher Manier versuchte die Psychologie, mentale Erschöpfung experimentell zu untersuchen, psychometrisch zu charakterisieren und grafisch darzustellen (Mosso, 1891; Binet & Henri, 1898).

Begriffshistorisch hatte die Fatigue im englischen und romanischen Sprachraum stets eine stärkere Präsenz als im deutschen. Die deutschsprachige monumentale *Real-Encyclopädie der gesammten Heilkunde* (1895) etwa erwähnte sie nicht. Die Sprachbilder der frühen Fatigue-Forschung waren an Begriffe aus der modernen Arbeits- und Industriegesellschaft angepasst: Kraft, Energie, Spannung, Produktion. Die mit diesem Vokabular verbundene Vorstellung, die Funktionsweise und Leistungsfähigkeit des Menschen ließe sich mit einer Maschine vergleichen, stieß jedoch schnell an ihre Grenzen. Um 1900 war der moderne Traum von einem ermüdungsfreien, erschöpfungsresistenten Körper ausgeträumt: Fortschritt war nicht ohne Fatigue zu haben. Auch das Ziel, Erschöpfung in ihrer psychophysiologischen Verfasstheit und klinischen Gestalt exakt ermitteln und definieren zu können, erwies sich als zu hoch gegriffen: Erschöpfung war von individuellem Erleben und Empfinden und somit von Subjektivität nicht zu trennen, in Verlauf und Gestalt von Fall zu Fall verschieden, stets von sozialen und biografischen Bedingungen geprägt. Die *clinical varieties* der Fatigue waren vielgestaltig und kaum über einen Leisten zu ziehen: Von einem mannigfaltigen, kaum fassbaren »Fatigue-Syndrome« war bereits in den 1920er Jahren die Rede (Gillespie, 1926).

Die semantische Spannweite des Fatigue-Begriffs war indes Vorteil und Nachteil zugleich: Unter einer Fatigue konnte sowohl Ermüdung als auch Erschöpfung gefasst werden. Die kategoriale Unschärfe der Fatigue ist seitdem immer wieder kritisiert und als klinisch-epistemologisches Problem herausgestellt worden (z. B. Matti et al., 2022; Skau et al., 2021). Bis heute werden Müdigkeit, Fatigue und Erschöpfung häufig synonym sowie in Abhängigkeit des jeweils betrachteten Krankheitsbildes gebraucht. Sie meinen jedoch nicht das Gleiche, sondern bedürfen der Differenzierung. Sinnvoll erscheint der Ansatz, diesen Begriffen Eigenständigkeit in relationaler Perspektive zuzugestehen (i. S. v. distinkten Kategorien in einem Bedeutungskontinuum). Dass solche Präzisierungen selbst in einer Pfadabhängigkeit stehen und auf Vorbilder zurückgreifen – wie etwa auf das von Hans Selye konzipierte, dreiphasige Modell des Adaptionssyndroms (Alarmreaktion, Resistenzphase, Erschöpfungsphase) – bedarf ebenso der Reflexion (Olson, 2007; Hofer, 2014).

1.3 Neurasthenie

Im engen Zusammenhang mit der Fatigue stand seit Ende des 19. Jahrhunderts ein Begriff, der die Debatten über die Erschöpfung der modernen Gesellschaft beeinflusste, zeitweilig sogar dominierte: Neurasthenie. Der Begriff, um 1880 durch den New Yorker Nervenarzt George Miller Beard (1839–1883) geprägt, wurde auch in Europa bereitwillig aufgenommen. Beard konzipierte die Neurasthenie als eine Art Signalkrankheit des urbanen Menschen, der sich in einem permanenten Pendelzustand zwischen nervöser Reizbarkeit und Erschöpfung befinde. Ausdrücklich sprach Beard von *Nervous Exhaustion* als dem Leitsymptom (und begrifflichem Analogon) der Neurasthenie – und lieferte ein ätiologisches Erklärungsmodell, das weithin rezipiert wurde: Ursache der Neurasthenie war die moderne Zivilisation selbst, mit ihren rasanten technischen Errungenschaften, gesellschaftlichen Wandlungsprozessen und einem von Hektik und Überforderung geprägten Alltag (Beard, 1880; Roelcke, 2021).

Elektrophysiologische Körpervorstellungen und zeitgenössische Kulturkritik machten die Neurasthenie zu einem Begriff, der in Medizin und Gesellschaft zirkulierte und mühelos das mit der Fatigue mobilisierte Vokabular – Kraft, Energie, Spannung – integrierte. Darüber hinaus wurde die Neurasthenie als Krankheit des Kapitalismus angesehen und spiegelte in zeittypischer Manier eine männerzentrierte Sichtweise. Denn Beards Konzept der nervösen Erschöpfung basierte im Wesentlichen auf seinen Praxiserfahrungen mit Patienten urbaner Mittelschichten – Geschäftsleute, Ingenieure, Journalisten, die sich und ihre Kräfte im hektischen Alltagsleben und Getöse der Großstadt verloren hatten. Wer erschöpft ärztlichen Rat suchte, hatte sein »Nervenkonto« zu schnell verausgabt. Analog dazu erklärte Beard die nervöse Erschöpfung mit einer Batterie, deren Energie zu Ende gegangen war und aufgeladen werden musste:

> »Men, like batteries, need a reserve force« (Beard, 1880; Hofer, 2021, S. 52).

Die solcherart platzierte Vorstellung von der Neurasthenie als ein Erschöpfungszustand, der durch Energiemangel verursacht und durch Energiezufuhr – etwa durch Elektrotherapie – beseitigt werden könne, wirkte auf Ärzte und Patienten gleichermaßen überzeugend und prägte bis weit ins 20. Jahrhundert den therapeutischen Alltag in Kliniken und Sanatorien. Kontinuitäten in die Gegenwart sind offenkundig: Auch heute werden zur Versinnbildlichung der Erschöpfung nicht selten technische Sprachbilder herangezogen (»mein Akku ist leer«). Ähnliches gilt auch für Beards Behauptung, in Ermattung und Erschöpfung unvermeidliche Begleiterscheinungen modernen Lebens zu sehen. Die Kommunikationsrevolutionen im digitalen Zeitalter, die Beschleunigung, Vernetzung und Flexibilisierung der Arbeitswelt mitsamt ihren Belastungen für Gesellschaft und Individuum: Die Sorge darüber steht erkennbar im Sog der Neurasthenie (Fuchs et al., 2024; Osthues & Gerstner, 2021; Neckel et al., 2017).

1.4 Burn-out

In den 1970er Jahren wurde New York erneut zum Ausgangsort eines Begriffs, der in einem Nahverhältnis zur Neurasthenie stand: Burn-out. Während es offenkundige Parallelen gibt – etwa hinsichtlich der notorischen Unschärfe beider Begriffe (Berger, 2013) – ist es wichtig, die Unterschiede zu sehen. 1974 gebrauchte der deutsch-jüdische Emigrant Herbert Freudenberger (1927–1999) vor dem Hintergrund autobiografischer Erfahrungen und Beobachtungen in seinem beruflichen Umfeld den Begriff Burn-out (Freudenberger, 1974). Geboren in Frankfurt, floh Freudenberger in der NS-Zeit über die Schweiz nach New York. Dort absolvierte er eine Ausbildung zum klinischen Psychologen und Psychoanalytiker und arbeitete später mit drogenabhängigen Vietnam-Veteranen und obdachlos gewordenen Jugendlichen; deren Nöte und Ängste erinnerten ihn an die Alpträume seiner Jugend in Deutschland. Von Burn-out betroffen sah Freudenberger vor allem (ehrenamtliche) Mitarbeiter:innen von *Free Clinics* und *Therapeutic Communities*, Wohngemeinschaften, Frauenhäusern und Kriseninterventionszentren. 1980 definierte Freudenberger den Begriff näher:

> »Ausbrennen bedeutet: sich entleeren. Die eigenen körperlichen und seelischen Reserven erschöpfen. Sich selbst bei dem Versuch zerstören, unter Aufbietung aller Kräfte unrealistische Erwartungen zu verwirklichen, die selbstgesetzt oder vom Wertsystem der Gesellschaft aufgezwungen sind« (Freudenberger & Richelson, 1980, S. 13).

Ähnlich wie bei der Fatigue und der Neurasthenie vereinten sich im Burn-out-Begriff neue medizinische Erklärungsansätze mit Erfahrungen sozialen Wandels und zeitdiagnostischen Gesellschaftsdeutungen: Mit der Etablierung des psychosozialen Stresskonzepts (Burn-out als Zusammentreffen von Stressfaktoren) und des bio-psycho-sozialen Krankheitsmodells (z.B. Engel, 1977) ließ sich die Erschöpfung in multifaktorielle Erklärungszusammenhänge setzen. Zugleich wurden die 1970er Jahre als eine Dekade sozialer, ökonomischer und ökologischer Krisen wahrgenommen. Alarmistische Gesellschaftsdiagnosen hielten Einzug (»Ende der Leistungsgesellschaft«) und machten den Begriff der Erschöpfung zu einem fixen Topos (»Erschöpfung natürlicher Ressourcen«). Dies wiederum führte zu einer verstärkten Nachfrage an psychologisch-therapeutischen Praktiken und zeigte sich nicht zuletzt in einem Boom an Ratgeberliteratur, die sich mit dem Scheitern von Selbstverwirklichungsansprüchen und der Problematik von Selbstausbeutung befasste (Hofer, 2014; Tändler, 2016).

1.5 Postvirale Erschöpfungssyndrome: ME und CFS

Damit sind wir der Entwicklung jedoch bereits vorausgeeilt, denn in der zweiten Hälfte des 20. Jahrhunderts wurden Erschöpfungszustände verstärkt mit Virusinfektionen in Verbindung gebracht (Shorter, 1992). Um 1950 häuften sich Berichte über plötzlich auftretende Erkrankungen mit einem breiten Spektrum an Beschwerden und unklarer Ursache. Diese »Ausbrüche« genannten Ereignisse hatten endemischen Charakter, traten global auf, blieben aber auf lokale Milieus beschränkt. Da die Symptome teilweise der – zu diesem Zeitpunkt weit verbreiteten – Poliomyelitis ähnelten, wurden Analogien zu dieser Krankheit gezogen. Bereits Anfang des 20. Jahrhunderts war der experimentelle Nachweis gelungen, dass die Poliomyelitis eine durch Infektion übertragbare Krankheit ist. Seit den 1940er Jahren konnten mit der Entwicklung des Elektronenmikroskops Viren sichtbar und allmählich als eigene Erreger menschlicher Krankheiten charakterisiert werden. Mit der sich international rasch etablierenden Virologie und – häufig in Zusammenarbeit mit Biochemie und Genetik erzielten – neuen Erkenntnissen in der Infektionslehre ging die Hoffnung einher, komplexe Krankheitsbilder mit diffusen Symptomen und bislang ungeklärter Ursache aufklären zu können. Dieser Kontext will für den Aufstieg infektionsbasierter Erschöpfungskonzepte im Auge behalten sein.

Deren Anfänge sind mit einem Ort verbunden, der im maximalen Kontrast zur Großstadt liegt. Akureyri, an der Nordküste von Island gelegen, wurde Schauplatz einer so genannten *Disease epidemic in Island simulating Poliomyelitis*. Die im *American Journal of Hygiene* publizierte Studie zur »Iceland-Disease« fand weithin Aufmerksamkeit – und wurde eine Art Blaupause für weitere Studien zu »Ausbrüchen« zwischen Skandinavien und Südafrika, Alaska und Australien (Sigurdsson et al., 1950). Ein die weitere Entwicklung prägender Ausbruch ereignete sich 1955 im Royal Free Hospital, London. Melvin Ramsay (1901–1990), der als Arzt in der Infektionsabteilung arbeitete und selbst erkrankt war, vermutete neben einer virologischen Komponente eine neurologische, mit Entzündungsprozessen im zentralen Nervensystem, und sprach deshalb von einer »Encephalomyelitis simulating Poliomyelitis« (auch »Royal Free Disease«, Ramsay, 1956). Da die Erkrankungen einen gutartigen, nicht letalen Verlauf nahmen und subjektive Befunde hinzutraten – darunter Muskelschmerzen, Mattigkeit und Erschöpfung –, wurden weitere Begriffsvarianten ins Treffen geführt. Diese Diskussion führten die Herausgeber des *British Medical Journal* (1957) in einem Leitartikel zusammen und prägten den Begriff Myalgic Encephalomyelitis, akronymisch ME.

Als Proponent einer somatischen Sichtweise plädierte Ramsay dafür, ME an den Fatigue-Begriff zu koppeln und als nosografische Einheit aufzufassen. Er antizipierte zudem das Phänomen der *Post-exertional malaise*: »The most characteristic presentation is profound fatigue and muscular weakness coming on during the day and increasing in severity with exercise« (Ramsay et al., 1977, S. 350). Einen prägenden Einfluss auf die Debatte nahm Ramsay auch damit, dass er gleichzeitig als Arzt und Aktivist auftrat: 1978 war er Mitgründer der britischen ME-Association, der ersten Health-Charity-Organisation dieser Art. Analoge Gesundheits- und Patientenorganisationen hierzulande sind deutlich jünger: Die Fatigatio e. V. – Bundesverband ME/CFS wurde 1993 ins Leben gerufen, die Deutsche Gesellschaft für ME/CFS gründete sich 2016.

Im deutschsprachigen Raum blieb das Interesse an ME lange Zeit gering. Eine Ausnahme bildeten die Arbeiten des Internisten Otto Gsell (1902–1990), Leiter der

Universitätspoliklinik Basel. Gsell setzte sich mit den britischen Veröffentlichungen eingehend auseinander und versuchte mit eigenen Kasuistiken das Krankheitsbild präziser zu fassen (Gsell, 1958; Gsell, 1963). Doch auch er konnte trotz intensiver labormedizinischer Untersuchungen keinen viralen Erreger nachweisen – und leitete Existenz und Legitimität des Krankheitsbildes aus epidemiologischen und klinischen Befunden ab. Typisch für die ME, so Gsell, seien drei aufeinanderfolgende klinische Stadien: Diese umfassten initial Symptome eines viralen Infekts (Fieber, Kopfschmerzen, Schwindel), danach Symptome unter Beteiligung des Zentralnervensystems (Nervenschmerzen und vor allem Muskelschwächen bei meist erhaltenen Sehnenreflexen) und schließlich neurovegetative Störungen (Ermüdbarkeit, Reizbarkeit, Schlafstörungen). Gsells Arbeiten wurden kaum rezipiert. Neben den nosologischen Unschärfen und Unsicherheiten im Umgang mit dem Krankheitsbild liegt ein möglicher Grund darin, dass der deutschsprachige Diskurs über Erschöpfungszustände in anderen nationalen Begriffs- und Diagnosetraditionen stand, wie beispielsweise der in den 1950er und 1960er Jahren populären, heute im Archiv der Medizingeschichte abgelegten »vegetativen Dystonie«. Dieser These müsste in weiterer Forschung nachgegangen werden.

Mit Blick auf ME waren also erhebliche Unklarheiten geblieben, die auch Follow-up-Untersuchungen an Patient:innen der Ausbrüche in Akureyri und London nicht beseitigen konnten. Zudem kamen Zweifel auf, ob gegenüber den bisherigen, infektiologischen Ansätzen nicht auch psychosomatische und psychosoziale stärker zu berücksichtigen waren. Zwei britische Psychiater, die ME-Ausbrüche einem systematischen Review unterzogen hatten, kamen zu dem Schluss:

>»We believe that a lot of these epidemics were psychosocial phenomena caused by one of two mechanisms, either mass hysteria on the part of the patients or altered medical perception of the community« (McEvedy & Beard, 1970, S. 11).

Dabei argumentierten die Autoren, dass die »Ausbrüche« in bestimmten Berufsgruppen und sozialen Milieus aufgetreten waren, wie etwa in Krankenhäusern und Kasernen. Und hatten nicht die Ursprünge des ME-Konzepts in der »Simulation« eines anderen Krankheitsbildes (Poliomyelitis) gelegen, spielten nicht auch suggestive Faktoren und narrative Arrangements eine Rolle? Ramsay selbst nannte die Geschichte von ME eine »Saga«, die ihren Ausgang im Royal Free Hospital genommen habe (Ramsay, 1986).

1.6 Chronisches Fatigue-Syndrom (CFS)

Als 1964 das nach den beiden Entdeckern benannte Epstein-Barr-Virus (EBV) isoliert und vier Jahre später als Erreger der Infektiösen Mononukleose (seit Ende des 19. Jahrhunderts auch als »Pfeiffersches Drüsenfieber« bekannt) nachgewiesen wurde, hatten virologische Erklärungsansätze Auftrieb bekommen. Allerdings zeigten klinisch-epidemiologische Untersuchungen, dass eine EBV-Infektion zwar mit chronischer Erschöpfung korrelierte, darüber hinaus jedoch nicht zwingend als spezifische, kausale Ursache angesehen werden konnte. Nicht zuletzt diese Einsicht hatte das Interesse an ME abebben lassen – und beförderte zugleich die Suche nach neuen Ansätzen.

In den 1980er Jahren kam ein nächster Vorstoß aus den USA. Berichte über eine ungewöhnliche Häufung von multiplen unspezifischen Beschwerden gut situierter weißer Patient:innen, die ihren Ausgangspunkt in einer Arztpraxis im Norden Kaliforniens (Incline Village, Lake Tahoe) nahmen, stießen rasch auf mediales und medizinisches Interesse. Vermutungen, dass die auch in anderen Teilen des Landes auftretenden Erkrankungen mit dem 1983 entdeckten HIV-/AIDS-Virus in Verbindung zu bringen waren, bestätigten sich nicht. Eine von der amerikanischen Gesundheitsbehörde beauftragte Expert:innengruppe ging zunächst von einem Vorliegen des *Chronic Epstein-Barr Virus Syndrome* (CEBVS) aus. Weitere Studien zeigten jedoch, dass ein über statistische Korrelation hinausgehender kausaler Zusammenhang zwischen einer EBV-Infektion und CEBVS nicht evident gemacht werden konnte. Daraufhin ließ die Expertengruppe die ungeklärte Ätiopathogenese beiseite und plädierte für einen neuen Begriff:

»We, therefore, propose a new name – the chronic fatigue syndrome – that describes the most striking clinical characteristics of the chronic Epstein-Barr virus syndrome without implying a causal relationship with Epstein Barr virus« (Holmes et al., 1988, p. 388).

Im Mittelpunkt des *Chronic Fatigue Syndrome* (CFS) stand ein klinisch fundierter Fatigue-Begriff mit folgenden Leitkriterien:

»New onset of persistent or relapsing, debilitating fatigue or easy fatigability in a person who has no previous history of similar symptoms, that does not resolve with bedrest, and that is severe enough to reduce or impair average daily activity below 50% of the patient's premorbid activity level for a period of at least 6 months« (Holmes et al., 1988, p. 388).

Diese Kriterien sind seitdem immer wieder aufgegriffen und mit Präzisierungsvorschlägen versehen worden (z. B. Fukuda et al., 1994), deren Diskussion bis in die Gegenwart reicht.

Über den Status, die Konturen und letztlich auch über die Legitimität des CFS entspann sich schnell eine Debatte, in der ausdrücklich historische Bezüge gezogen wurden. Handelte es sich bei CFS um »Neurasthenia in the 1980 s« (Greenberg, 1990)? Wie verhielt sich CFS zu ME – und was war hierbei überhaupt neu (Wessely, 1990)? Trotz mancher Parallelen: Eine Zusammenführung der beiden Konzepte, die sich auf konsentierte Kriterien hätte stützen können, unterblieb; zu unterschiedlich waren die britischen und US-amerikanischen Ausgangssituationen, Erkenntnisinteressen, Bedeutungsinhalte und Pfadabhängigkeiten. Die heute gebräuchliche Doppelnennung ME/CFS vollzog sich deshalb erst allmählich und aus praktischen, kompromissgestützten Erwägungen.

1.7 Fazit für die Praxis

Was lässt sich abschließend festhalten? Zunächst und allgemein formuliert: Kompliziert ist es nicht nur heute. Wer sich dem Thema Erschöpfung historisch zuwendet, stößt auf eine komplexe Gemengelage. Eine medizinhistorische Perspektive kann Sortierungsarbeit leisten und zu Reflexion mit Tiefenschärfe anregen. Sie lässt uns genauer verstehen, wann, wie und aus welchen Konstellationen erschöpfungsassoziierte Begriffe und Konzepte entstanden sind und was es mit ihren Bedeutungsidentitäten auf sich hat.

Erschöpfungssyndrome können keinem über die Zeiten dominierenden Paradigma zugeordnet werden. In den jeweiligen Begriffen spiegeln sich zeitspezifische Deutungen und Erklärungsansätze, nationale Medizinkulturen, gesundheitspolitische Traditionen, aber auch individuelle ärztliche Überzeugungen und klinisch-wissenschaftliche Erkenntnisinteressen. Hinzu kommen unterschiedliche moralische und soziale Konnotationen. Beards Konzeption der Neurasthenie als Fortschrittskrankheit und Signum städtischer Eliten war anders angelegt als Freudenbergers Konzeption des Burn-outs, in das Psychotherapeuten aufgrund ihrer engagierten, sich selbst überfordernden Arbeit mit Kriegsveteranen, Obdachlosen und Drogenabhängigen geraten waren. Ähnliches gilt für die Myalgische Enzephalomyelitis (ME) und das Chronische Fatigue-Syndrom (CFS). ME war in den 1950er Jahren ein Begriff der britischen Medizin, der postvirale Erschöpfungszustände adressierte. Er konnte sich jedoch nicht durchsetzen und wurde in den 1980er Jahren von dem aus der US-amerikanischen Medizin stammenden CFS überlagert. Beide Begriffe haben also einen unterschiedlichen zeitlich-räumlichen Entstehungshintergrund und werden als differente diagnostische Kategorien gehandhabt. Als Tandem ME/CFS haben sie im Zuge der Auseinandersetzung mit dem Post-COVID-Syndrom erneut an Aufmerksamkeit gewonnen.

Angesichts der hohen gesellschaftlichen Relevanz des Themas und der anhaltenden Unsicherheit über Fragen der Kausalität und Behandlung von Erschöpfungssyndromen vermögen aktivistische Aspekte nicht zu überraschen. Auch diese sind in historischer Perspektive erkennbar – sowohl auf ärztlicher Seite wie auch auf Seite von Patient:innen. Gesundheits- und Patient:innenorganisationen schreiben mit interessengeleiteter Feder und gesundheitspolitischen Forderungen an der Geschichte der Erschöpfung mit. Im Hintergrund steht das berechtigte Anliegen, patient:innenorientierte Forschung mit dem Ziel effektiver Therapien zu stärken. Unterschwellig wirkt das – auch heute nicht vollständig gelöste – klinische Problem nach, dass auf Seiten von Patient:innen somatische Krankheiten im Allgemeinen als legitimer wahrgenommen werden als psychische Störungen (Doerr & Nater, 2017). Schließlich sei an die bereits von der Fatigue-Forschung des frühen 20. Jahrhunderts formulierte Einsicht erinnert, dass Erschöpfung von individuellem Erleben und Empfinden nicht zu trennen ist; ihr ist ein hohes Maß an Subjektivität inhärent. Dies spricht für eine Diversifizierung der Forschungsperspektiven und ein offenes, patient:innenorientiertes Krankheitsverständnis (z. B. Sharpe & Greco, 2019). Eine solche Position steht nicht im Gegensatz, sondern an der Seite rezenter Versuche, Erschöpfung klinisch, theoretisch und taxonomisch präzisieren zu wollen.

1.8 Literatur

Beard, G. M. (1880). *A Practical Treatise on Nervous Exhaustion (Neurasthenia)*. Wood & Company.
Berger, M. (2013). Burnout. *Nervenarzt, 84*, 789–790.
Binet, A. & Henri, V. (1898). *La fatigue intellectuelle*. Schleicher.
Böhme, H. (2015). Das Gefühl der Schwere. Historische und phänomenologische Ansichten der Müdigkeit, Erschöpfung und verwandter Emotionen, *Figurationen 16*(1), 26–50.
British Medical Journal (1957). Epidemic Myalgic Encephalomyelitis. *British Medical Journal, 2*(10), 927.
Doerr, J. M., & Nater, U. M. (2017). Exhaustion syndromes: Concepts and definitions. In S. Neckel, A. K. Schaffner, & G. Wagner (Eds.), *Burnout, fatigue, exhaustion: An interdisciplinary perspective on a modern affliction* (pp. 77–104). Palgrave Macmillan.
Engel, G. L. (1977). The need for a new medical model: a challenge for biomedicine. *Science, 196*, 129–136.
Freudenberger, H. (1974). Staff Burn-Out. *Journal of Social Issues, 30*, 159–165.
Freudenberger, H., Richelson, G. (1980). *Ausgebrannt: Die Krise der Erfolgreichen – Gefahren erkennen und vermeiden*. Kindler.
Fuchs, T., Iwer, L., & Micali, S. (2024 Eds.). *Das überforderte Subjekt. Zeitdiagnosen einer beschleunigten Gesellschaft* (4. Aufl.). Suhrkamp.
Fukuda K. et al. (1994). The chronic fatigue syndrome: A comprehensive approach to its definition and study. *Annals of Internal Medicine, 121*(12), 953–959.
Gillespie, R. D. (1926). Fatigue. A clinical study, *The Journal of Neurology and Psychopathology, 7*(26), 97–116.
Greenberg, D. B. (1990). Neurasthenia in the 1980 s: Chronic mononucleosis, chronic fatigue syndrome, and anxiety and depressive disorders. *Psychosomatics, 31*(2), 129–137.
Gsell, O. (1958). Encephalomyelitis myalgica epidemica, eine poliomyelitisähnliche Krankheit. *Schweizerische medizinische Wochenschrift, 88*(20), 488–491.
Gsell, O. (1963). Encephalomyelitis myalgica benigna, epidemische Pseudoneurasthenie. *Schweizerische Medizinische Wochenschrift 93*, 197–200.
Hofer, H.-G. (2014). Labor, Klinik, Gesellschaft. Stress und die westdeutsche Universitätsmedizin (1950–1980), *Zeithistorische Forschungen/Studies in Contemporary History, 11*(3), 382–405.
Hofer, H.-G. (2021). Krankheit im Konjunktiv. Die Neurasthenie als Möglichkeitsform. In B. Stammberger, B. Lipinski & C. Borck (Eds.), *Schwache Nerven, starke Texte: Thomas Mann, die bürgerliche Gesellschaft und der Neurasthenie-Diskurs* (37–59). Klostermann.
Holmes, G. P. et al. (1988). Chronic fatigue syndrome: a working case definition. *Annals of Internal Medicine, 108*(3), 387–389.
Matti N., Mauczok C., & Specht, M. B. (2022). Müdigkeit, Fatigue und Erschöpfung: Alles das Gleiche oder Ausprägungen eines Kontinuums? – Ein Diskussionsanstoß. *Somnologie 26*(3), 187–198.
McEvedy, C. P., & Beard, A. W. (1970). Concept of Benign Myalgic Encephalomyelitis. *British Medical Journal 3*(1), 11–15.
Mosso, A. (1891). *La Fatica*. Fratelli Treves.
Neckel, S., Schaffner, A. K., & Wagner G. (2017) (Eds.). *Burnout, Fatigue, Exhaustion: Interdisciplinary Perspectives on a Modern Affliction*. Palgrave Macmillan.

Olson, K. (2007). A new way of thinking about fatigue: a reconceptualization. *Oncology Nursing Forum* 34(1), 93–99.

Osthues, J., & Gerstner, J. (2021) (Eds.). *Erschöpfungsgeschichten. Kehrseiten und Kontrapunkte der Moderne.* Brill/Wilhelm Fink.

Rabinbach, A. (2001). *Motor Mensch: Kraft, Ermüdung und die Ursprünge der Moderne.* Turia + Kant.

Ramsay, A. M., & O'Sullivan, E. (1956). Encephalomyelitis simulating poliomyelitis. *The Lancet,* 270(6926): 761–764.

Ramsay, A. M. et al. (1977). Icelandic disease (benign myalgic encephalomyelitis or Royal Free disease). *British Medical Journal* 6072, 1350.

Ramsay, A. M. (1986). *Myalgic Encephalomyelitis and Postviral Fatigue States: The Saga of Royal Free Disease.* Gower Medical Publishing.

Roelcke, V. (2021). Neurasthenie: Epochensignatur und Modellkrankheit. In B. Stammberger, B. Lipinski & C. Borck (Eds.), *Schwache Nerven, starke Texte: Thomas Mann, die bürgerliche Gesellschaft und der Neurasthenie-Diskurs* (21–36). Klostermann.

Sharpe, M., & Greco, M. (2019). Chronic fatigue syndrome and an illness-focused approach to care: controversy, morality and paradox. *Medical Humanities* 45(2), 183–187.

Shorter, E. (1992). *Moderne Leiden. Zur Geschichte der psychosomatischen Krankheiten.* Rowohlt.

Sigurdsson, B. et al. (1950). Disease epidemic in Iceland simulating poliomyelitis. *American Journal of Hygiene,* 52, 222–238.

Skau, S., Sundberg, K., & Kuhn, H.-G. (2021). A Proposal for a Unifying Set of Definitions of Fatigue. *Frontiers of Psychology,* 12 (739764).

Tändler, M. (2016). *Das therapeutische Jahrzehnt. Der Psychoboom in den siebziger Jahren.* Wallstein.

Wessely, S. (1990). Old wine in new bottles: neurasthenia and ›ME‹. *Psychological Medicine,* 20, 35–53.

2 Körperliche Symptome und Ätiologie des Post-COVID-Syndroms: Informationen für die psychotherapeutische Praxis

Yesim Erim

2.1 Einleitung

Dieses Kapitel beschäftigt sich mit der somatischen Diagnostik im Kontext der Psychotherapie von Post-COVID-Patient:innen. Die Autorin ist seit November 2022 Sprecherin des interdisziplinären Post-COVID-Zentrums und Leiterin der Psychosomatischen Abteilung am Universitätsklinikum Erlangen. Dort wurde ein stationäres gruppentherapeutisches Setting für die Behandlung von Post-COVID-Patient:innen mit komorbiden psychischen Störungen etabliert. Die Informationen in diesem Kapitel sind nach Maßgabe ihrer Relevanz in der psychotherapeutischen Arbeit ausgesucht.

Nach einer SARS-CoV-2-Infektion leiden viele Betroffene an anhaltenden postakuten Folgeerscheinungen, subsumiert unter dem Begriff Post-COVID-Syndrom (PCS). Dieses wird definiert als eine Entität mit Symptomen »… die drei Monate nach einer mit wahrscheinlicher oder bestätigter SARS-CoV-2 Infektion entweder durchgehend bestehen oder neu aufgetreten sind und nicht durch eine andere Diagnose erklärt werden können« (Soriano et al., 2022). Die Prävalenz des Post-COVID-Syndroms erscheint hoch und variiert in verschiedenen Bevölkerungsgruppen. Eine in Deutschland durchgeführte Studie mit überwiegend nicht hospitalisierten Fällen zeigte eine Prävalenzrate von 6,5 %, sechs bis zwölf Monate nach der Infektion (Peter et al., 2022). Die Weltgesundheitsorganisation (WHO) schätzt die PCS-Prävalenz höher ein, zwischen 10 % und 20 % (Rajan et al., 2021). Diese hohen Prävalenzzahlen sind problematisch; 10–20 % hieße, dass jeder Zehnte oder jeder Fünfte nach einer Infektion PCS hat oder hatte. Es sei denn, man definiert alle Beschwerden, die länger als drei Monate dauern (und sei es nur, dass es noch minimale Geschmacksveränderungen gibt), als PCS. Dabei gibt es eine Reihe von Betroffenen, die im ersten Jahr nach der Infektion meist noch leichte Beschwerden haben, aber eine gute Prognose. Die WHO-Definition einer alltagsrelevanten Beeinträchtigung erfüllen deutlich weniger Personen und im ersten Jahr heilen viele Fälle spontan aus. Die Medizin beschäftigt sich mit den Patient:innen, die nach ein oder zwei Jahren immer noch nicht in der Lage sind, ihre Alltagsaufgaben zu erfüllen. Das sind wahrscheinlich nicht mehr als 1–2 %, wir haben aber leider keine genauen Zahlen, was auch in der Planung der Versorgung ein Problem darstellt.

Aus der psychosomatischen Perspektive ist das Post-COVID-Syndrom am besten anhand des bio-psycho-sozialen Modells zu beschreiben. Deswegen möchten wir das soziokulturelle Umfeld der Betroffenen während und nach der weltweiten

Pandemie näher betrachten. Die ersten Fälle des Post-COVID-Syndroms sind in einer gesellschaftlich krisenhaften und angespannten Zeit aufgetaucht. Der Historiker Tooze sagte in 2023:

> »Wenn Sie sich verwirrt fühlen und das Gefühl haben, dass alles gleichzeitig auf Sie einwirkt, ist das keine persönliche, private Erfahrung, sondern eine kollektive Erfahrung.« (Tooze, 2022)

Dieses Erlebnis nannte er: »Polykrise«. Der Begriff beschreibt das Zusammenspiel zwischen der COVID-19-Pandemie, dem Krieg in der Ukraine und der Energie-, Lebenshaltungskosten- und der Klimakrise. Von Anfang an wurden im Zusammenhang mit dem Post-COVID-Syndrom neben körperlichen auch psychische und neurokognitive Beeinträchtigungen beschrieben. Während die ersten Fälle auftauchten, war neben den Betroffenen auch die Ärzteschaft nicht auf das Beschwerdebild vorbereitet und reagierte teilweise hilflos und wenig hilfreich gegenüber den Patient:innen. Eine Diskussion über die ausschließliche Körperlichkeit oder die ausschließlich psychische Bedingtheit der Erkrankung wurde entfacht. Aus kulturanalytischer Sicht handelt es sich dabei auch um eine kollektive Abwehr der Mediziner:innen gegenüber ihren Hilflosigkeitsgefühlen, da sie die ureigene medizinische Aufgabe des Helfens und Heilens nicht erfüllen konnten.

Andererseits gibt es unter den Betroffenen eine Gruppe von Personen, denen es nicht gelingt, die somatischen Symptome des Post-COVID-Syndroms emotional zu bewältigen. Aus der Sicht der Autorin hat dieses Scheitern der Krankheitsbewältigung oft auch mit der Post-Pandemie-Situation und der Polykrise zu tun, die eingangs beschrieben wurde; denn es fällt auf, dass die Hilfesuchenden vielfältige Belastungen in der Pandemie erfahren hatten. Zudem gibt es eine Reihe von Personen unter ihnen, die entweder im Beruf oder in sportlichen Aktivitäten oder in der Familie hohe Leistungen erbracht hatten und denen der Absturz ihrer Leistungsfähigkeit besonders zu schaffen machte und existenzielle Ängste auslöste.

Die psychosomatische Medizin hat sich in den letzten Jahren intensiv mit dem Post-COVID- Syndrom befasst. Verschiedene Erklärungsansätze wurden entwickelt. Die Autorin dieses Kapitels interpretiert die psychischen Symptome als Ergebnis einer misslungenen Krankheitsbewältigung bei primär körperlicher Veränderung. Andere Autor:innen beschreiben die Symptomatik überwiegend als eine somatische Belastungsstörung. Für die psychischen Symptome und Störungen im Rahmen des Post-COVID-Syndroms sind in den letzten drei Jahren störungsspezifische Psychotherapiekonzepte entstanden, die z.B. mit dem Pacing-Konzept auf die Bedürfnisse der Betroffenen eingehen. Im ambulanten Sektor werden zudem eine Reihe von Patient:innen nach Standardverfahren psychotherapeutisch behandelt, bei diesen Behandlungen steht oft die Krankheitsbewältigung im Fokus. Die vielfältigen biologischen Aspekte des Syndroms sollten den Therapeut:innen ausreichend bekannt sein, damit sie nicht übersehen werden. Das vorliegende Kapitel zielt darauf ab, ärztliche und psychologische Psychotherapeut:innen zu informieren und zu einer differenzierten therapeutischen Haltung beim PCS zu befähigen.

2.2 Biologie der akuten Infektion mit SARS-CoV-2

Das Virus gelangt durch Fusion der Virus- mit der Zytoplasmamembran oder durch Endozytose in die Zelle (Wie et al., 2023). Das RNA-Genom der Viren gelangt so in das Zytoplasma der Zelle, wo die Translation der viralen Proteine und die Replikation des Erbgutes stattfinden. Neue Viruspartikel reifen aus und werden in die Umgebung freigesetzt, was zur Infizierung von Nachbarzellen und Entzündungsprozessen in den umliegenden Strukturen führt. Die Schäden an Zellen und Organen werden überwiegend durch eine T-Zell-vermittelte Immunreaktion hervorgerufen. Neben der T-Zell-Antwort kommt es zur B-Zell-Aktivierung und zur Aktivierung von CD8+ T-Zellen (siehe auch ▶ Kap. 3).

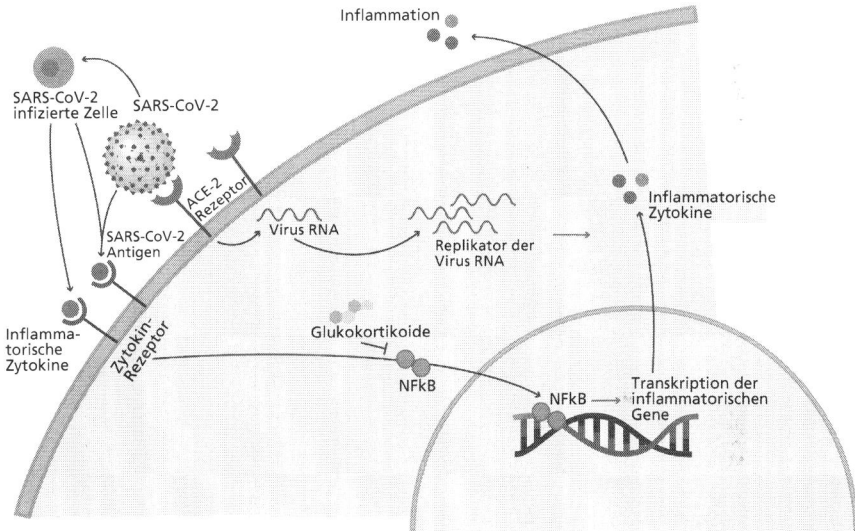

Abb. 2.1: Eindringen des SARS-CoV-2-Virus in die Zellen und Entstehen der Entzündungsreaktion

Im Rahmen der Immunreaktion kommt es zur Hochregulierung mehrerer entzündungsfördernder Zytokine der angeborenen Immunantwort, darunter Interferon-gamma (IFN-γ), Tumornekrosefaktor-alpha (TNF-α), Granulozyten-Makrophagen-Kolonie-stimulierender Faktor (GM-CFS) und Interleukin-6 (IL-6). Eine Produktion dieser Entzündungsfaktoren im Übermaß ist die Hauptursache für den Zytokinsturm, einen hyperaktiven Entzündungszustand bei schwer erkrankten COVID-19-Patient:innen (Ragab et al., 2020). Dabei führen dramatisch erhöhte proinflammatorische Zytokine in verschiedenen Organen zu organspezifischen Symptomen. Erhöhte proinflammatorische Zytokine erhöhen die Konzentration von Makrophagen und neutrophilen Granulozyten im Blutkreislauf und Gewebe verschiedener Organsysteme, die von SARS-CoV-2 infiziert werden. Die eingewanderten Immunzellen können befallene Zellen zerstören, die Interaktionen zwischen Endothelzellen destabilisieren und die Gefäßbarrieren beschädigen (Frank et al., 2022).

Symptome der akuten COVID-19-Erkrankung: In der Akutphase löst die SARS-CoV-2-Infektion eine Lungeninfektion und -entzündung aus. Die meisten Patient:innen entwickeln Fieber, gefolgt von Müdigkeit, trockenem Husten, Myalgie (Muskelschmerz) und Dyspnoe (Atemnot). Es gibt jedoch viele milde oder asymptomatische Verläufe von COVID-19 und nur ein Teil der Patient:innen entwickelt eine Pneumonie, insbesondere seit dem Wechsel zur Omikron-Variante. Schwerwiegende Komplikationen der COVID-19-Erkrankung sind Kreislaufstörungen, akutes respiratorisches Distresssyndrom (ARDS), Herzrhythmusstörungen und akute Herzschädigungen (S1-Leitlinie AWMF). Die akute Thromboembolie oder Lungenembolie sind schwere Komplikationen einer SARS-CoV-2-Infektion, die auch bei Patient:innen ohne prädisponierende Faktoren auftreten können. Erhöhte D-Dimer-Konzentration, eine verlängerte Prothrombinzeit und eine verringerte Plättchenzahl können dabei beobachtet werden. Es wurde spekuliert, dass die Zerstörung und Funktionsstörung von Endothelzellen eine Rolle bei der Entstehung solcher thromboembolischer Ereignisse spielt (Antoncecchi et al., 2024). Im Rahmen der angeborenen Immunantwort kann es zur Bildung von neutrophilen extrazellulären Fallen (NETs) kommen, die aus Chromatin und mikrobiziden Proteinen bestehen und an der Pathobiologie der Thrombose und der Aggregation von Thrombozyten beteiligt sein können. Die Aktivierung des Komplementsystems ist an der Aktivierung von Blutplättchen, der mikrovaskulären Gerinnung und Entzündung beteiligt (Sherif et al., 2023).

2.2.1 Neurologische Symptome in der Akutphase

Bei einem Teil der Patient:innen treten neurologische und psychische Symptomen in unterschiedlicher Ausprägung auf. Die Ausbreitung von SARS-CoV-2 auf das zentrale Nervensystem (ZNS) kann über verschiedene Pfade erfolgen. Im Rahmen der systemischen Infektion oder – seltener – bei direkter ZNS-Beteiligung können vielfältige akute Symptome auftreten – beginnend mit leichten kognitiven Defiziten (▶ Kap. 4) bis hin zu schwereren neurologischen Komplikationen. Dazu zählen beispielsweise Enzephalitis, ischämische Schlaganfälle, Krampfanfälle (einschließlich Status epilepticus) oder Enzephalopathien (Wei et al., 2023). Diese schwerwiegenden Verläufe sind jedoch insgesamt selten.

2.2.2 Ätiologie der ZNS-Beteiligung bei der COVID-19-Infektion

Sowohl direkte als auch indirekte Mechanismen werden als mögliche Ursachen der ZNS-Dysfunktionen im Rahmen einer COVID-19-Erkrankung diskutiert. Das SARS-CoV-2-Virus infiziert Zellen über das Spike-Glykoprotein (S-Protein), das an den ACE2-Rezeptor (Angiotensin Converting-Enzym 2) auf der Zelloberfläche bindet (Bader, 2020). Dieser Rezeptor spielt eine zentrale Rolle bei der Regulation des Blutdrucks und schützt vor kardiovaskulären und zerebrovaskulären Schäden. Er wird u. a. von Neuronen, Astrozyten, Oligodendrozyten und Endothelzellen des ZNS exprimiert. Zu den Hirnregionen mit hoher Expression von ACE2-Rezeptoren gehören der Bulbus olfactorius, die Substantia nigra und der mittlere Gyrus temporalis. Das SARS-CoV-2-Virus nutzt den ACE2-Rezeptor, um in Zellen einzudringen. Dies kann zu einer Downregulation von ACE2 führen und damit die Schutzfunktionen im Renin-Angiotensin-System (RAS) beeinträchtigen. Dadurch könnten vasokonstriktive, proinflammatorische und prothrombotische Prozesse im Atmungs- aber auch im zentralen Nervensystem gefördert werden, die zu Gewebeschäden und systemischen Komplikationen beitragen könnten (Wendt et al., 2020). Eine Studie der Medizinischen Universität Wien zeigte jedoch, dass die Konzentration bei einer Infektion nicht sinkt, sondern sich sogar erhöhen kann. Die genaue Rolle des ACE2-Rezeptors im ZNS im Zusammenhang mit COVID-19 ist Gegenstand aktueller Forschung (Reindl-Schwaighofer et al., 2022).

Die Immunreaktion bei COVID-19-Patient:innen führt also zu einer weitreichenden lokalen und systemischen Entzündung. Daran beteiligt sind Zytokine, kleine Signalmoleküle, die an der Chemoattraktion der Leukozyten und an der Ausprägung der Immunantwort beteiligt sind. Zudem haben sie im ZNS die Aufgabe, die Zellmigration zu regulieren, sie können die Neurogenese im erwachsenen Gehirn beeinträchtigen und zu kognitiver Beeinträchtigung führen. Erhöhte Zytokinkonzentrationen, insbesondere von IL-6, TNF und IL-1 haben z. B. einen starken negativen Effekt auf das Kurzzeitgedächtnis (Holland et al., 2024).

Durch Autopsiebefunde, Tierversuche und Versuche an Organoiden konnte festgestellt werden, dass SARS-CoV-2-Viren Neuronen und Zellen des ZNS erreichen und infizieren können (Matschke et al., 2020; Song et al., 2020). SARS-CoV-2 kann spezifische Microglia-Reaktivität beeinflussen und die Neurogenese im Hippocampus beeinträchtigen. Das geschieht durch Rückgang der Oligodendrozyten und Zunahme des Myelinverlustes (Fernández-Castañeda et al., 2022).

Eine MRT-Studie zeigte, dass es 140 Tage nach der Infektion zu einer Reduktion des Gehirnvolumens und der Dicke der grauen Substanz im orbitofrontalen Kortex und in der parahippocampalen Region kam. In der Nähe des olfaktorischen Kortex waren Biomarker der Gewebeschädigung nachweisbar. Diese Daten weisen darauf hin, dass SARS-CoV-2 auf den olfaktorischen Kortex einen erheblichen Einfluss hat, was die Veränderungen beim Geruchs- und Geschmackssinn erklärt (Sherif et al., 2023).

Zusammenfassend lässt sich sagen, dass das SARS-CoV-2-Virus die Fähigkeit hat, die Blut-Hirn-Schranke (BHS) zu überwinden und Nervenzellen zu infizieren. Über die vaskuläre Dysfunktion, eine Unterbrechung der BHS, eine Unterbrechung der Sauerstoffversorgung, Gerinnungsstörungen und eine Neuroinflammation kann SARS-CoV-2 zu kognitiven Beeinträchtigungen führen. Insgesamt sind die langfristigen kognitiven Folgen einer SARS-CoV-2-Infektion bis zu einem gewissen Grad auf eine Störung der mikrostrukturellen und funktionellen Hirngefäße während der COVID-19-Erkrankung und in der Erholungsphase zurückzuführen. Zusätzlich zu den vorliegenden Erkenntnissen sind weitere Studien erforderlich, um die genauen langfristigen kognitiven Defizite bei Patient:innen mit COVID-19 und ihre wahrscheinlichen Mechanismen zu untersuchen. Prozesse der ZNS-Infektion bei COVID-19 und Post-COVID:

- Systemische Infektion erhöht die Permeabilität der BHS (Blut-Hirn-Schranke), so kann das SARS-CoV-2-Virus ins ZNS gelangen.
- Durch die Area cribriformis kann es vermutlich ins Lymphsystem passieren.
- SARS-CoV-2 kann Neuronen und Gliazellen des ZNS infizieren.
- SARS-CoV-2 kann die graue Substanz, spezifisch die Microglia (Bindegewebszellen des Nervensystems, die auch Immunfunktionen übernehmen können) schädigen.
- Es kann die Neurogenese im Hippocampus (Konsolidierung von Gedächtnisinhalten) beeinträchtigen und zu Gedächtnisstörungen führen.

2.3 Das Post-COVID-Syndrom

Bei der Mehrzahl der Betroffenen bilden sich die Symptome nach einer COVID-19-Infektion innerhalb von vier Wochen wieder zurück. Wenn Sie länger als zwölf Wochen bestehen bleiben, liegt nach der Definition der Weltgesundheitsorganisation (Koczulla et al., 2021; World Health Organisation, 2022) das Post-COVID-19-Syndrom vor. Ein Terminus, der immer mehr Verbreitung findet, ist Post-Acute Sequelae of COVID-19, PASC. Es handelt sich dabei um das Fortbestehen oder die Entwicklung neuer Symptome drei Monate nach der initialen SARS-CoV-2-Infektion, die mindestens zwei Monate andauern und sich nicht anders erklären lassen (Soriano et al., 2022). Wenn die Symptome der Erkrankung länger als vier Wochen anhalten, spricht man von Long-COVID.

Folgende Personengruppen werden als Risikogruppen für die Entwicklung des Post-COVID-Syndroms angesehen (Luo et al., 2024; Tsampasian et al., 2023):

- Hospitalisierte und schwer erkrankte Personen (Organschäden)
- Intensivmedizinische Behandlung (Intensive Care Unit = ICU-Syndrom, s. u.)
- Vorbestehende komorbide Erkrankungen (Organschäden)
- Weibliches Geschlecht (etwa 70 % der Betroffenen)
- Höheres Alter
- Höherer BMI
- Rauchen

Die Befunde über die Prävalenz von Post-COVID fallen je nach Studienansatz und Einschlusskriterien unterschiedlich aus. Je nachdem wie die Diagnose gesichert wurde, ob z. B. nach standardisierten PCR-Testungen oder lediglich nach Anamnese, fallen die Betroffenengruppen mehr oder weniger groß aus. 5,7 % von nicht hospitalisierten und 27,5 % von hospitalisierten Personen und 43,1 % von hospitalisierten Patient:innen mit Aufenthalt auf der Intensivstation entwickeln ein Post-

COVID-Syndrom (Global Burden of Disease Long Covid Collaborators, 2022). Im Ländervergleich werden Prävalenzen von 3,3 % in UK, 13,9 % in USA, ca. 6,5 % in Deutschland und 39 % in Dänemark (Lund et al., 2021; Mantovani et al., 2022; Peter et al., 2022) angenommen.

2.3.1 Potenzielle pathophysiologische Mechanismen des Post-COVID-Syndroms

Folgende Mechanismen werden als potenzielle biologische Veränderungen beim Post-COVID-Syndrom betrachtet (Li et al., 2023; Sherif et al., 2023):

- Persistieren von Viruspartikeln
- Übermäßiges Entzündungsgeschehen
- Endotheliale Dysfunktion
- Gesteigerte Gerinnungsaktivität
- Autoimmunität
- Dysbiose im Mikrobiom
- Gestörte Mitochondrienfunktion

- *Virusreservoire*
  Monate nach der Infektion konnte im respiratorischen oder gastrointestinalen Gewebe Virus-RNA festgestellt werden. Hohe Konzentrationen von Anti-Coronavirus-Antikörpern deuten darauf hin, dass das Immunsystem der Patient:innen auch ein Jahr nach der Infektion noch auf das Virus reagierte. Entweder das Virus selbst oder Teile davon waren noch vorhanden.
- *Entzündungsgeschehen*
  Die als Zytokinsturm bezeichnete schwere systemische Entzündung, die eingangs beschrieben wurde, beginnt bei der akuten Infektion und setzt sich beim Post-COVID-Syndrom fort; die Folgen sind in allen Altersgruppen beobachtbar. Siehe dazu auch ▶ Kap. 3.
- *Endotheliale Dysfunktion*
  Durch die akute SARS-CoV-2-Infektion entsteht eine Entzündung des Endothels, der Gefäßinnenwand, zudem wird durch die postviral ausgelöste chronische Entzündung die Endothelitis aufrechterhalten (Xu et al., 2023). Die Veränderungen des Endotheliums spielen beim Entstehen von Langzeitfolgen im kardiovaskulären System und des Fatigue-Syndroms eine wichtige Rolle (Evans et al., 2020). Die endotheliale Dysfunktion führt letztendlich zu einer Minderperfusion (Newton et al., 2012). Die Arbeitsgruppe der Erlanger Universitäts-Augenklinik um Bettina Hohberger und Christian Mardin konnte eine signifikant reduzierte Gefäßdichte bei Patient:innen mit PCS im Vergleich zu einer gesunden Kontrollgruppe erfassen. Eine OCT-Angiographie kann u.a. eine Aussage zur makulären und peripapillären Gefäßdichte (VD) der Retina treffen, die auch für Veränderungen der Gefäßdichte an anderen Körperteilen aussagefähig sein sollte (Hohberger et al., 2021; Wallukat et al., 2021).

- *Gerinnungsaktivierung*
  Eine Gerinnungsaktivierung bzw. ein prothrombotisches Milieu entsteht während der akuten COVID-19-Infektion (Rettew et al., 2024; von Meijenfeldt et al., 2022) und klingt anschließend ab, kann aber zumindest für die Dauer eines Jahres persistieren. Das Risiko für eine arterielle thrombotische Erkrankung, meistens Myokardinfarkt oder Schlaganfall (Knight et al., 2022), steigt in den ersten Wochen einer COVID-19-Infektion an. Später bleibt ein erhöhtes Risiko für Beinvenenthrombose und Pulmonalembolien auch nach 13–26 Wochen bestehen.
- *Autoimmunität*
  Autoantikörper gegen G-Protein-gekoppelte Rezeptoren (GPCR) spielen bei der Autoimmunität eine wichtige Rolle (Seibert et al., 2023). GPCR sind in der Zellmembran verankert, durchdringen diese (Transmembranproteine), und können so Signale aus der Umgebung ins Zellinnere übermitteln. GPCR befinden sich unter anderem an Gefäßwänden, wo sie an der Regulation von Gefäßtonus, Durchlässigkeit, Entzündung und Gerinnung beteiligt sind. Die Autoantikörper können aktivierende oder hemmende Wirkung auf diese Funktionen haben. Funktionelle Autoantikörper gegen GPCR des autonomen Nervensystems haben eine gefäßregulatorische oder immunregulatorische Wirkung (Hohberger et al., 2021). Bei einer Subgruppe von Patient:innen mit orthostatischer Dysregulation (s. u.) spielt die Präsenz von Autoantikörpern gegen GPCR eine wichtige Rolle (El-Rhermoul et al., 2023). Grundsätzlich können GPCR-Autoantikörper nur binden oder funktionell aktiv sein und in die Signalübertragung eingreifen. In einer ELISA Testung haben ca. 95 % der untersuchten Personen einen positiven Nachweis von GPCR-Autoantikörpern, was nicht mit Funktionalität gleichzusetzen ist. Die Funktionalität der Autoantikörper kann über einen speziell dafür entwickelten Bioassay untersucht werden. Dabei erfasst man eine Antikörper-vermittelte Veränderung der Schlagfrequenz von Rattenherzzellen in Kultur. Diese Untersuchung ist jedoch sehr aufwendig und wird nur von spezialisierten Laboren angeboten (Wallukat et al. 2021).
- *Gestörte mitochondriale Funktion*
  COVID-19-bedingte mitochondriale Dysfunktion führt zu einer Beeinträchtigung der zellulären Energieproduktion, zu erhöhtem oxidativen Stress und zu Entzündungsreaktionen (Molnar et al., 2024). Sie ist zudem durch metabolische Störungen sowie vaskuläre und endotheliale Dysfunktion mit vielen körperlichen Beschwerden verbunden, dabei geht es um Schlüsselsymptome von Post-COVID wie kognitive Störungen, Müdigkeit und Muskelschwäche, Kurzatmigkeit und kardiale Symptome. Therapeutische Strategien, die auf die Reparatur der Mitochondrien abzielen, einschließlich des Einsatzes von Antioxidantien, Bewegung, Ernährungsumstellung und pharmakologische Interventionen, können die oben genannten Symptome lindern. Die Bedeutung der mitochondrialen Dysfunktion als potenzielles therapeutisches Target ist noch durch entsprechende Studien zu untersuchen.
- *Dysbiose im Mikrobiom*
  Die Dysbiose des Mikrobioms, autoimmunologische Mechanismen und eine

Immundysregulation werden als Ursache für Symptome im Gastrointestinalsystem diskutiert (Schultheiß et al., 2022).

2.3.2 Symptome von Post-COVID in verschiedenen Organsystemen

Nach einer aktuellen Metaanalyse sind die 10 häufigsten Symptome von Post-COVID Müdigkeit (18,0%), Post-exertionelle Malaise = Belastungsintoleranz (14,6%), Schlafprobleme (12,2%), Rückenschmerzen (12,1%), Riechstörungen (11,4%), Kopfschmerzen (11,1%), Muskelschmerzen (8,1%), Geschmacksprobleme (7,7%), Gelenkschmerzen (7,7%) und Kurzatmigkeit (6,5%) (Xu et al., 2024) und last but not least die Depression mit 30–70% der betroffenen Patient:innen (Davis et al., 2023), siehe diesbezüglich die Ausführungen in ▶ Kap. 6.

Atmungssystem

Dyspnoe und Husten gehören zu den häufigsten Beschwerden (Daher et al., 2020). Dyspnoe präsentiert sich vor allem als Kurzatmigkeit unter körperlicher Belastung und findet sich häufiger nach schwerem Verlauf. Veränderungen der Atemtiefe und -frequenz werden als Belastungshyperventilation oder dysfunktionale Atmung wahrgenommen, aus diesem Grund ist eine lungenfachärztliche Befunderhebung unbedingt erforderlich. Atemprobleme haben auch mit verändertem Atemverhalten zu tun, das durch habituierte Ängste entstehen kann (Motiejunaite et al., 2021). Das Atemtraining ist wichtig und sollte auch Entspannungsmethoden, die die Atmung fokussieren, wie z.B. die progressive Muskelrelaxation nach Jacobson beinhalten. In der österreichischen Leitlinie wird ausgeführt, dass Beeinträchtigungen der Zwerchfellmobilität zu flacherem Atmen führen und durch spezialisierte Atemtechniken verbessert werden können (Rabady et al., 2021). Auch Dysphonien, Stimmbildungsstörungen, sind nicht selten. In einem systematischen Review lag die Prävalenz der COVID-bedingten Dysphonie während der akuten Infektion bei 25,1% der Betroffenen vor und sank nach der Genesung auf 17,1% (Lin et al., 2023).

Herz- und Kreislaufsystem

Häufigste Symptome sind Belastungsdyspnoe, thorakale Schmerzen, Angina pectoris, Tachykardien oder Palpitationen, die bei annähernd 20% der Post-COVID-Patient:innen gesehen werden. Myokarditis, Perikarditis, Rhythmusstörungen, akutes Koronarsyndrom, akute Herzinsuffizienz, akute Stresskardiomyopathie oder akute rechtsventrikuläre Myopathie wurden sowohl bei der akuten Infektion als auch im Rahmen des Post-COVID-Syndroms beobachtet (Rabady et al., 2021). Die Inzidenz von neu auftretenden kardiovaskulären Komplikationen ist in den ersten sechs Monaten nach COVID-19 erhöht. Bei 27,5% der Patient:innen tauchten kardiale Beschwerden erstmalig nach der COVID-19-Infektion auf. Diese

I Biopsychosoziale Grundlagen

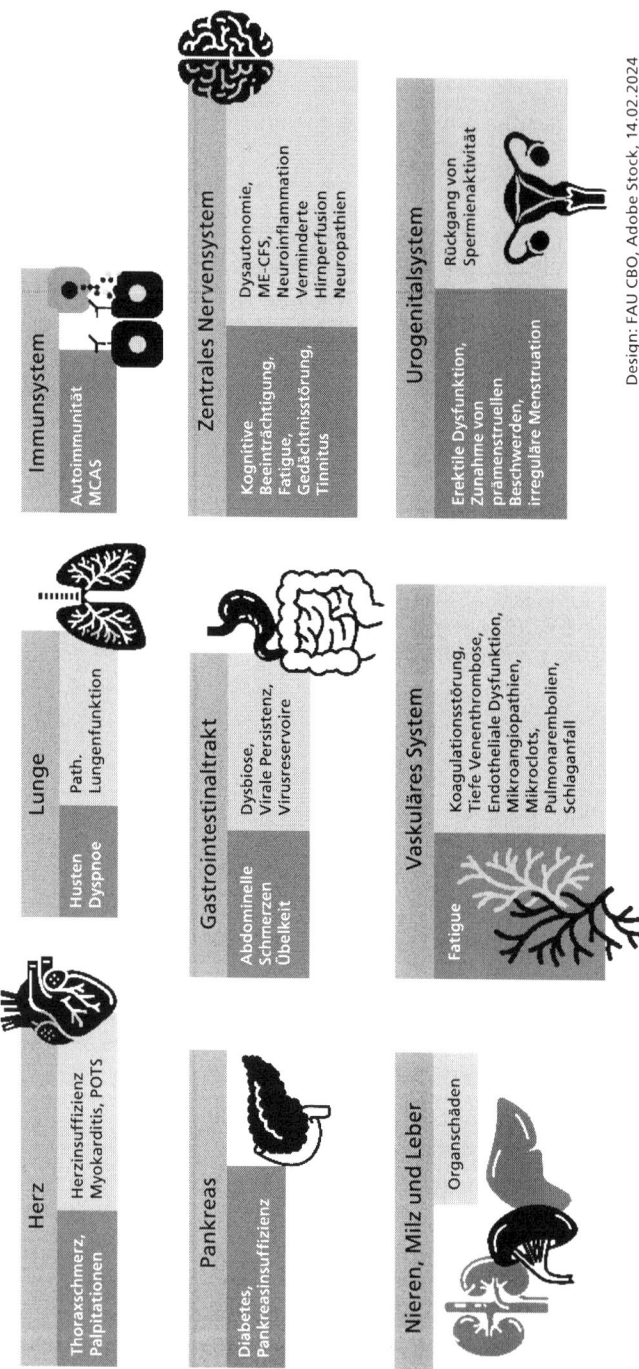

Abb. 2.2: Symptome und Pathogenese des Post-COVID-Syndroms in verschiedenen Organsystemen (Einteilung in Anlehnung an Davis et al., 2023)

waren mit dem Schweregrad der Akuterkrankung korreliert (Antoncecchi et al., 2024). Bei Patient:innen mit einem schweren Verlauf und/oder Krankenhausbehandlung in der Akutphase ist die Anzahl von kardiologischen Symptomen in den folgenden sechs Monaten höher als bei den restlichen Infizierten.

In der Ätiologie der kardiologischen Beschwerden werden die generalisierte Entzündungsreaktion, immunologische Mechanismen, die zu einer Schädigung der Kardiomyozyten und Beeinträchtigung der Herzleistung führen, konstatiert. Zudem sind die prothrombotischen Veränderungen im Gerinnungssystem und die endotheliale Dysfunktion und schließlich Störungen des Renin-Angiotensin-Systems von ursächlicher Bedeutung.

Auch wenn Patient:innen oft Bedenken bei Belastungstests haben, dass es zu einem Crash (= Post-exertionelle Malaise, s. u.) mit lang anhaltenden Folgen kommen könnte, ist bei einer vorsichtigen Erhöhung der Belastung und empathischer Führung der Patient:innen, übrigens auch bei der Spirometrie, in der Regel eine ausreichende Belastungsmessung realisierbar.

In der S1-Leitlinie werden eine Transthorakale Echokardiografie (TTE) und die Laborparameter bei der Ausschlussdiagnostik für Post-COVID-Patient:innen empfohlen. Die PCS-Patient:innen haben sich in der Regel nach den ersten Wellen der Pandemie die Erkrankung zugezogen und leiden im Jahr 2025 seit zwei Jahren oder länger unter den Symptomen. In der Regel sind eine Echokardiografie und Spirometrie schon durchgeführt worden. Eine Wiederholung der kardiologischen Diagnostik ist bei akuten neuartigen Beschwerden, z. B. bei Zeichen von kardialer Ischämie oder weitgehendem Nachlassen der Herzleistung in Absprache mit Fachärzten des Gebiets zu empfehlen. Petersen et al. (2022) führten im Rahmen der Hamburger City Health Study COVID kardiale Untersuchungen mittels Elektrokardiografien (EKGs), Transthorakaler Echokardiografien (TTE), Cardio-MRTs und Labortests bei 443 SARS-CoV-2-Patient:innen und 1.328 Kontrollpersonen ohne Beschwerden durch. Die EKGs zeigten eine leicht verringerte links- und rechtsventrikuläre Funktion und die Laboruntersuchungen eine erhöhte Konzentration kardialer Biomarker (Troponin und N-terminales natriuretisches Peptid vom Pro-B-Typ = NT-proBNP) bei Post-SARS-CoV-2-Patient:innen im Vergleich zu den entsprechenden Kontrollen. Allerdings fanden die Autor:innen keinen signifikanten Unterschied in der Cardio-MR-Bildgebung. Nach einer COVID-Infektion nimmt die Inzidenz von Perikarditiden und perikardialen Ergüssen zu, schließlich ist auch aus diesem Grund eine TTE indiziert. Wichtig sind, wenn möglich, ein Vergleich zu Voruntersuchungen vor einer Erstinfektion mit SARS-CoV-2 und wiederholte Untersuchungen bei Bedarf. So zeigte sich in unserer klinischen Erfahrung, dass eine Reinfektion rasch zu einer Verschlechterung der Herzfunktion führen kann. Kleine Perikardergüsse ohne hämodynamische Relevanz kommen hingegen nach durchgemachten Infekten häufig vor. Die Beurteilung muss vom internistischen Facharzt vorgenommen werden.

Tachykardien kommen häufig vor und sollten ebenfalls differenzialdiagnostisch abgeklärt werden, bevor eine Therapie mittels Betablocker oder Ivabradin (Indikation nur bei Sinusrhythmus und einer Herzfrequenz ≥ 70/min) initiiert wird. So sollten Trinkmenge, Einnahme von Medikamenten erhoben und Schilddrüsenerkrankungen ausgeschlossen werden. Im Rahmen der Diagnostik einer jungen Post-

COVID-Patientin mit einer Sinustachykardie um 130 Schläge pro Minute, Schwindel und Schwächegefühl ergab sich die Erstdiagnose eines Morbus Basedow. Unter Einleitung der entsprechenden Therapie mittels Thyreostatika zeigte sich eine Normalisierung der Herzfrequenz. Viele Patient:innen berichten nach der Akutphase mit Ruhedyspnoe im Verlauf über Belastungsdyspnoe bei bereits leichten Steigungen oder Treppensteigen. Eine sehr umfassende Untersuchung der kardiopulmonalen Gesamtleistungsfähigkeit bietet die Spiroergometrie. Es empfiehlt sich, die echokardiografische Untersuchung vorzuschalten, um strukturelle Erkrankungen auszuschließen. Im Sinne des Pacings ist es wichtig, die Patient:innen darauf hinzuweisen, die Spiroergometrie vorzeitig abbrechen zu dürfen, wenn notwendig.

Das posturale orthostatische Tachykardie-Syndrom (POTS)

Tachykardien können auch im Rahmen eines posturalen orthostatischen Tachykardie-Syndroms (POTS) zutage treten. POTS ist eine Autoimmundysfunktion des autonomen Systems (Fedorowski, 2019) und wird durch Antikörper gegen Acetylcholin- und Adrenalin-Rezeptoren verursacht. Der Kreislauf kann nicht ausreichend auf die Veränderungen vom Liegen oder Sitzen zur aufrechten Haltung, d. h. beim Aufstehen, reagieren und es kommt zu einem Abfall des systolischen Blutdrucks. Bei der sogenannten orthostatischen Dysfunktion kommt es anschließend zu einer kompensatorischen Tachykardie, einem Schwindelgefühl und zu Synkope-ähnlichen Zuständen. Brustschmerz, Akrozyanose und Raynaud-Phänomen können entstehen.

Im Zusammenspiel von aktivierten kardialen Rezeptoren, einer Tachykardie und blockierten vaskulären Rezeptoren, die eine Vasodilatation auslösen, kommt es zu einer Volumenverschiebung. Während sich Volumen in den unteren Extremitäten und im Bereich des Gastro-Intestinal-Systems ansammelt, kommt es im Kreislauf zu einer Hypovolemie und schließlich zu einer Reflextachykardie.

In der Diagnostik werden der Schellong-Test, eine Kipptischuntersuchung oder ein NASA Lean Test durchgeführt, die als gleichwertig anzusehen sind. Der Schellong-Test ist einfach durchzuführen: Der oder die Patient:in liegt zunächst zehn Minuten auf einer Liege, Blutdruck und Puls werden zuerst in dieser Position gemessen. Danach steht der Patient auf und bleibt zehn Minuten lang stehen, währenddessen werden alle zwei Minuten Blutdruck und Puls gemessen. Von einer orthostatischen Dysregulation ist auszugehen, wenn der der systolische Blutdruck um mindestens 20 mmHg und/oder der diastolische um mindestens 10 mmHg innerhalb von fünf Minuten nach dem Aufstehen sinkt. Wenn der Anstieg der Herzfrequenz um mehr als 30 bpm (bei Jugendlichen unter 19 Jahren ≥ 40 bpm) oder die absolute Pulsrate ≥ 120 bpm nach zehn Minuten vorliegt, wird ein Posturales Tachykardiesyndrom = POTS angenommen.

Die Tachykardie kann mit einem niedrig dosierten Betablocker oder Ivabradin behandelt werden. Ebenfalls sollten im Rahmen des POTS Maßnahmen wie Kompressionsstrümpfe und eine ausreichende Trinkmenge zur Unterstützung in Erwägung gezogen werden. Die Behandlung führt oft zur Symptombesserung,

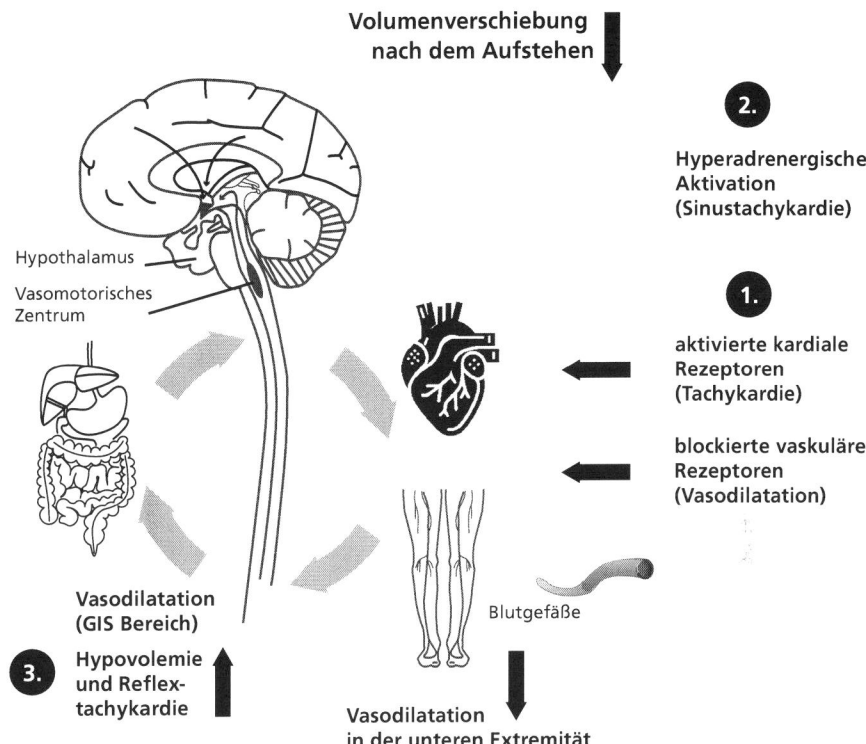

Abb. 2.3: POTS (nach Fedorowski, 2019)

wird von Patient:innen gut akzeptiert. Inzwischen wird Ivabradin auch in der In-Label-Liste des Bundesgesundheitsministeriums empfohlen (Bundesinstitut für Arzneimittel und Medizinprodukte, 2024). Eine Kontraindikation gegen eine Medikation mit Ivabradin besteht, wenn die Tachykardie im Zusammenhang mit einer nicht behandelten Herzinsuffizienz vorliegt. Zur Behandlung der orthostatischen Dysfunktion stehen Fludrocortison und Midodrin, die z.B. beim Parkinson-Syndrom seit vielen Jahren eingesetzt werden, zur Verfügung. Auch diese Medikamente stehen in der In-Label-Liste oder im Therapiekompass des Gesundheitsministeriums (Bundesinstitut für Arzneimittel und Medizinprodukte, 2024).

Schädigung des Pankreas und COVID-induzierter Diabetes mellitus

Der COVID-induzierte Typ-1- oder Typ-2-Diabetes mellitus wurde bei Erwachsenen und Kindern festgestellt (Chee et al., 2020; Unsworth et al., 2020). Eine Schädigung der Betazellen des Pankreas und steigende Insulinresistenz wird vermutet. Zudem wird eine bidirektionale Beziehung zwischen Long-COVID und Diabetes mellitus angenommen. COVID-19-Patient:innen haben ein höheres Risiko, einen neu auftretenden Diabetes zu entwickeln, andererseits scheint bei vorliegendem Diabetes mellitus das Risiko für ein Post- oder Long-COVID-Syndrom höher zu sein.

Organschäden in der Niere

Obwohl bei vielen Patient:innen das Serumkreatinin nach einer akuten Nierenschädigung auf normale Werte zurückkehrt, erholen sich die Nieren möglicherweise nicht vollständig. Präklinische Studien haben gezeigt, dass nach einer ischämischen Nierenschädigung Entzündungen, Nierenfibrose und Funktionsdefizite fortbestehen können, obwohl die Serumkreatininkonzentrationen wieder auf normale Werte zurückgehen (Yende & Parikh, 2021). Das Fortschreiten der Nierenerkrankung bei COVID-19 ist wahrscheinlich multifaktoriell bedingt und könnte u. a. durch anhaltende Entzündungen, tubuläre Schädigungen oder maladaptive Reparaturmechanismen bedingt sein (Yende & Parikh, 2021).

Gynäkologische Symptome

Eine Metaanalyse (Zhu et al., 2024) und die S1-Leitlinie stellen fest, dass die weibliche Sterilität nicht negativ durch eine COVID-19-Infektion oder durch die Impfung beeinflusst wird. Es sei jedoch empfehlenswert, dass Frauen mit Schwangerschaftswunsch sich nicht unnötig dem Risiko einer Infektion aussetzen sollten.

Gastrointestinalsystem

Durchfälle und Obstipation können auftauchen und werden durch Veränderungen des Mikrobioms erklärt. Andere Komplikationen im Magen-Darm-Trakt können z. B. vaskuläre, thrombotische Ereignisse und strukturelle Läsionen sein, die von Perforationen des Darms bis zu Verwachsungen reichen. Darüber hinaus sind Übelkeit und Bauchschmerzen weit verbreitet und unterdiagnostiziert (Mohammed et al., 2024).

Riechstörungen

Neben der Hyposmie, einem Nachlassen des Riechvermögens, kann auch eine Parosmie auftauchen, bei der eine veränderte Wahrnehmung mit unangenehmer Qualität vorliegt. Sowohl die Hyposmie als auch die Parosmie können zu Beeinträchtigungen der Geschmackswahrnehmung und zum Appetitverlust führen (Gunder & Hummel, 2024). Riechstörungen werden bei etwa 48% (Anosmie, Parma et al., 2020) bis 84% (Parosmie, Gunder & Hummel, 2024) der Patient:innen während der akuten Infektion angegeben. Nach der akuten Infektion gehen die meisten Riechstörungen bei ca. 98% der Betroffenen innerhalb von 28 Tagen zurück (Parma et al., 2020). Bei etwa einem Drittel der Patient:innen liegen auch neun

Monate nach der akuten COVID-19-Infektion noch Geschmacksstörungen vor (Klopfenstein et al., 2022).

Das Riechvermögen wird mit Tests der Dufterkennung evaluiert, Betroffenen wird eine Reihe von allgemein bekannten Düften vorgelegt. Bei vielen Patient:innen kommt es zu einer Spontanremission. Bei anhaltenden Beschwerden können zur Verbesserung des Riechvermögens Trainings mit verschiedenen Düften durchgeführt werden (Damm et al., 2004) (s. auch AWMF-Leitlinie Riech- und Schmeckstörungen).

Weitere systemische Symptome und Syndrome

Chronische Fatigue, Myalgische Enzephalitis/Chronisches Fatigue-Syndrom und Post-exertionelle Malaise (= Belastungsintoleranz).

Chronische Fatigue

Chronische Fatigue ist ein häufiges Phänomen und tritt bei unterschiedlichen chronischen Erkrankungen, z. B. bei Autoimmunerkrankungen, Anämien oder Krebserkrankungen auf. Sie kann so stark ausgeprägt sein, dass Patient:innen schwer darunter leiden und in wichtigen Alltagsfunktionen wie Haus- oder Erwerbsarbeit oder Schulbesuch beeinträchtigt sind. Die Ursachen von Fatigue sind vielfältig und nicht ausreichend verstanden. Fatigue, die im Zusammenhang mit chronischen Erkrankungen auftritt, bessert sich oft durch die Behandlung der ursächlichen Erkrankung.

Besonders häufig und für die Differenzialdiagnose relevant ist die hartnäckige, aber meist selbstlimitierend verlaufende postinfektiöse Fatigue, die im Rahmen vieler Infektionskrankheiten auftritt. Diese kann wochen- bis monatelang anhalten und ist häufig z. B. nach einem Pfeiffer-Drüsenfieber durch das Epstein-Barr-Virus (EBV), Influenza, Enteroviren, Zytomegalievirus (CMV), Masern oder auch nach COVID-19 (Rabady et al., 2021) ausgelöst.

Myalgische Enzephalitis/Chronisches Fatigue-Syndrom (ME/CFS)

Bei der Myalgischen Enzephalitis/Chronisches Fatigue-Syndrom (ME/CFS) handelt es sich um eine komplexe, im Erwachsenenalter in der Regel sehr lang anhaltende Erkrankung (Renz-Polster & Scheibenbogen, 2022). Oft beginnt sie nach einem viralen Infekt. Bei dem Erreger kann es sich neben dem EBV auch um Herpesviren, Enteroviren und schließlich um das SARS-Virus handeln. Im Beschwerdebild imponieren ausgeprägte körperliche und kognitive Symptome. Charakteristisch für ME/CFS ist die manchmal erst am Folgetag einer Anstrengung auftretende Verschlechterung, die sog. Post-exertionelle Malaise, die Belastungsintoleranz (s. u.). Diese kann tage- oder sogar wochenlang anhalten. Im Mittelpunkt der klinischen Symptomatik steht neben der über mindestens sechs Monate anhaltenden übermäßigen Erschöpfbarkeit die ausgeprägte Belastungsintoleranz. Diese zeichnet sich als pathognomisch für ME/CFS ab. Begleitende Funktionsstörungen des zentralen und autonomen Nervensystems können neben der orthostatischen Dysregulation Tachykardien, gastrointestinale Beschwerden, generalisierte Ödeme, Immunveränderungen wie Häufung von Infektionen oder neu aufgetretene Allergien sein. In der Diagnosestellung sind die kanadischen Konsensuskriterien maßgeblich:

1. Fatigue
2. Zustandsverschlechterung nach Belastung (Post-exertionelle Malaise, PEM)
3. Schlafstörungen
4. Schmerzen
5. Neurologische/kognitive Dysfunktion
6. Autonome Dysfunktion
7. Neuroendokrine Dysfunktion
8. Immundysregulation

Für die Diagnose sollten 5 Haupt- (Nr. 1–5) und 2 Nebenkriterien (Nr. 6–8) vorliegen, die bei Erwachsenen über sechs und bei Kindern drei Monate lang bestehen. Das Zeitkriterium ist zu beachten.

In der Differenzialdiagnose zu depressiven Syndromen wird das Fehlen der depressiven Verstimmung als diskriminierender Faktor angesehen. Dabei muss berücksichtigt werden, dass ein schwerer Zustand der körperlichen und mentalen Erschöpfung, der Monate anhält, auch reaktiv zu einer Depressivität führen kann.

Der pathologische Mechanismus bei ME/CFS ist nicht gut erforscht. Es gibt Hinweise darauf, dass eine beeinträchtigte Perfusion und endotheliale Dysfunktion wichtige ätiopathogenetische Faktoren sind.

Das Post-Intensive-Care (PICS)-Syndrom

Viele Intensivpatient:innen verzeichnen bereits bekannte, als »Post-Intensive-Care-Syndrom« (PICS) bezeichnete Beschwerden. PICS manifestiert sich dabei durch physische, psychische und kognitive Einschränkungen, die sich nicht vollständig zurückbilden (Rawal et al., 2017).

Belastungsintoleranz und Post-exertionelle Malaise (PEM)

Die Verschlimmerung der Symptome nach geringer kognitiver, körperlicher oder sozialer Aktivität oder nach Aktivitäten, die zuvor toleriert werden konnten, wird Belastungsintoleranz oder Post-exertionelle Malaise genannt. Diese wurde im Zusammenhang mit ME/CSF definiert und ist auch beim Post-COVID-Syndrom ein häufiges Symptom, umgangssprachlich als »Crash« bezeichnet. Die Post-COVID-Symptome können sich typischerweise 12 bis 48 Stunden nach der Aktivität verschlimmern und über Tage oder sogar Wochen anhalten, was manchmal zu einem Rückfall führt.

Eine Untergruppe der Patient:innen mit PEM hat eine stark gestörte Toleranz gegenüber körperlicher, geistiger und/oder emotionaler Belastung. Entsprechend haben bei diesen Patient:innen aktivierende, nach steigenden Intensitätsniveaus gestufte Therapien nachteilige Effekte, und sie müssen vorsichtig an aufbauende Trainings herangeführt werden, wie in ▶ Kap. 9 »Bewegungstherapie« beschrieben wird. Zu empfehlen ist ein adäquater Umgang mit der vorhandenen Energie, Pacing (siehe ▶ Kap. 9). PEM kommt sowohl bei ME/CFS als auch beim Post-COVID-Syndrom vor. Die Symptome vom Post-COVID-Syndrom und der Myalgischen Enzephalomyelitis sind vergleichbar, aber ob das PCS chronisch wie bei ME/CFS mit PEM oder selbstlimitierend wie bei anderen postviralen Fatigue-Syndromen sein wird, ist noch nicht klar.

Schmerzen und andere neurologische Symptome

Die häufigsten persistierenden neurologischen Symptome sind Kopfschmerzen, Myalgie, Geruchs- und Geschmacksverlust, neurokognitive Einbußen, psychomotorische Störungen, Unruhe, Lethargie, Enzephalopathien. Nach einer COVID-19-Infektion können Schlaganfälle, Guillain-Barré-Syndrom (GBS), Hirnnervenausfälle und Polyneuropathien auftreten. Bei PCS-spezifischen Schmerzsyndromen ist eine Polyneuropathie (PNP), z. B. eine Critical-Illness-Polyneuropathie, die nach intensivmedizinischer Behandlung auftreten kann, sowie eine sensibel betonte Polyneuropathie und bei unauffälliger neurophysiologischer Diagnostik eine Small-Fiber-Neuropathie (SFN) auszuschließen.

Die meisten PCS-Patient:innen werden mit neurokognitiven Defiziten der Konzentrationsfähigkeit, Gedächtnisproblemen, Entscheidungsfähigkeit und exekutiven Funktionen, Wortfindungsschwierigkeiten und schneller mentaler Ermüdbarkeit in der neurologischen Sprechstunde vorgestellt. Dieser Symptomkomplex, umgangssprachlich oft unter dem Begriff »Brainfog« zusammengefasst, sowie ein praktikables und sinnvolles Vorgehen bei dessen Untersuchung werden in ▶ Kap. 4 dargestellt.

2.4 Basisdiagnostik

Wie schon erwähnt, kann das Post-COVID-Syndrom weder durch eine einzelne Laboruntersuchung noch durch ein Panel an Laborwerten sicher diagnostiziert werden. Die Labordiagnostik hat den Charakter einer Ausschlussdiagnostik. Folgende Empfehlungen werden in der aktualisierten Leitlinie für die hausärztliche Basisdiagnostik empfohlen:

- Labordiagnostik: Eine diagnosespezifische und erhärtende Labordiagnostik gibt es nicht. Zur Einordnung der Symptome können hilfreich sein: Differenzialblutbild, C-reaktives Protein (CRP) oder Blutsenkungsgeschwindigkeit (BSG), Kreatinin, Harnstoff, Transaminasen, Thyreoidea-stimulierendes Hormon

(TSH), Urin-Stix und fakultativ: CK, Troponin, Ferritin, LDH, D-Dimere, NT-proBNP. NT-proBNP, ein natriuretisches Peptid, wird aus der Herzmuskulatur sezerniert, bei Werten unter 125 ist eine Herzinsuffizienz unwahrscheinlich. D-Dimere kommen als Abbauprodukte von Fibrin während der Auflösung einer Thrombose vor, ihre Konzentration im Blut wird daher zur Diagnose von Thrombosen und Embolien bestimmt. Ein negativer Wert kann eine Lungenembolie oder eine tiefe Beinvenenthrombose ausschließen. Erhöhte Blutspiegel von Zytokinen, darunter Interferone, Interleukin-1 (IL-1), IL-6, IL-8, und Tumornekrosefaktor (TNF) wurden bei Post-COVID nachgewiesen (Phetsouphanh et al., 2022), deswegen sollten Zytokine oder der Entzündungsmarker CRP oder auch die ANA (antinukleare Antikörper) zum Ausschluss autoimmuner Prozesse bestimmt werden.
- Wie oben beschrieben sollte eine Lungenfunktionsdiagnostik, ein EKG und eine transthorakale Echokardiografie beim Verdacht auf Post-COVID durchgeführt werden.
- Blutdruck, Herzfrequenz, Temperatur, Atemfrequenz, Sauerstoffsättigung.
- Screening-Fragen zu Fatigue, anhaltender körperlicher Erschöpfung, Belastungsintoleranz (PEM) und Schmerzen.
- Testungen zu kognitiven Störungen wurden im dazugehörigen Kapitel beschrieben. Bei depressiven Symptomen und Angstsymptomen empfiehlt es sich, die online verfügbaren nicht lizensierten Fragebögen, z.B. PHQ-4, deren Validität überzeugend nachgewiesen wurde, zu nutzen.
- Die DEGAM-Leitlinie Müdigkeit enthält wertvolle diagnostische Hinweise.

2.5 Therapeutische Ansätze in der Versorgungspraxis

Wissenschaftlich nachgewiesene Effekte von therapeutischen Interventionen sind beim Post-COVID-Syndrom, besonders bei den Kernsymptomen Fatigue und Postexertionelle Malaise bisher nicht bekannt, bis auf die Evidenz für die kognitive Verhaltenstherapie und Bewegungstherapie. Mehrere Studien deuten darauf hin, dass Depressivität und Angst nach psychotherapeutischen Interventionen zurückgehen (Reuner et al., 2024). Zurzeit werden verschiedene pharmakologische oder apparative Behandlungsansätze (Immunadsorption, hyperbare Sauerstofftherapie, Kältekammer, Wärmeanwendungen etc.) in klinischen Studien überprüft. In der S1-Leitlinie wird von unkontrollierten Anwendungen abgeraten, bevor belastbare Ergebnisse zur Effektivität vorliegen (Seite 13 der aktualisierten AWMF-Leitlinie). Das Bundesgesundheitsministerium hat eine Liste von Medikamenten erstellt, die symptombezogen eingesetzt werden können, die sogenannte In-Label-Liste oder Therapiekompass (Bundesinstitut für Arzneimittel und Medizinprodukte, 2024).

In einer Studie des Erlanger Post-COVID-Zentrums wurden 200 Patient:innen einbezogen. Diese wurden bez. Symptomverlauf und Inanspruchnahme von Interventionen und bez. ihrer beobachteten Symptombesserung befragt (Reuner et al., 2024; Schäfer et al., 2024). Die Betroffenen hatten ein Durchschnittsalter von 44,6 ± 12,6 Jahre; 69,0 % waren Frauen, die durchschnittliche Dauer seit der akuten Infektion betrug 15,3 ± 8,3 Monate. Eine Reihe von Therapien wurden in Anspruch genommen, die im Folgenden ausgeführt werden. Die Pharmakotherapie war die vorherrschende symptomatische Behandlung (79,5 %), wobei Psychopharmaka (32,5 %) und Analgetika (31,5 %) am häufigsten verschrieben wurden. Mehr als die Hälfte der Patient:innen (55,5 %) nahm Vitamine und Nahrungsergänzungsmittel ein. In 35,5 % der Fälle erfolgte eine Einweisung in ein Akutkrankenhaus, 33,0 % waren in stationärer Rehabilitation gewesen und 31,0 % nahmen eine ambulante Psychotherapie in Anspruch. Kardiologen (76,5 %), Pulmologen (67,5 %) und Neurologen (65,5 %) waren die am häufigsten konsultierten Fachärzte. Extrakorporale Therapien wie z. B. Immunapherese wurden nur selten in Anspruch genommen (12,0 %).

Tab. 2.1: Übersicht über häufig genutzte therapeutische Ansätze beim Post-COVID-Syndrom nach Reuner et al. (2024)

Kategorie	Unterkategorie
Medikation	Analgetika; Kortikosteroide, Antibiotika, Psychopharmaka, Herzmedikamente, Antihypertensiva, Nahrungsergänzungsmittel/Vitamine, sonstige Medikation
Apparative Verfahren	Plasmaaustausch, Immunapherese, HELP-Apherese. Hyperbare Sauerstoffoxygenierung, LMMS
Psychische Behandlung	Ambulante Psychotherapie, (teil)stationäre psychiatrische Behandlung, (teil)stationäre psychosomatische Behandlung, sonstige psychische Behandlung
Weitere fachärztliche Behandlung	Hausarzt, Pneumologie, Immunologie, Kardiologie, Neurologie, weitere fachärztliche Disziplin
Stationäre Rehabilitation	Psychosomatik, Pulmologie, Neurologie, Kardiologie, weitere Fachrichtung

In einer Studie zur Wirksamkeit verschiedener SSRI gegenüber Fatigue konnte kein signifikanter Unterschied zwischen den Stoffklassen gefunden werden (Rus et al., 2023). Im Therapiekompass des Bundesgesundheitsministeriums wird dem selektiven Noradrenalin-/Dopamin-Wiederaufnahmehemmer (SNDRI) Bupropion eine Wirksamkeit gegenüber Fatigue zugeschrieben (Bundesinstitut für Arzneimittel und Medizinprodukte, 2025).

2.6 Fazit für die Praxis

In diesem Kapitel wurden Psychotherapeut:innen und Hausärzt:innen auf spezifische Symptome des Post-COVID-Syndroms aufmerksam gemacht. Das Ziel ist, dass Tachykardien (z. B. beim POTS), dysfunktionale Atmung, perikardiale Ergüsse, Schmerzen, z. B. bei Small-Fiber-Neuropathien, nicht als somatoforme Belastungssymptome falsch interpretiert und übersehen werden. Der Therapiekompass des Gesundheitsministeriums enthält Vorschläge für die Behandlung von diesen spezifischen Störungen. Neben der deutschen S1-Leitlinie beinhaltet auch die österreichische Leitlinie wichtige Hinweise zur Diagnostik und symptomatischer Behandlung.

In diesem Kapitel haben wir zeigen können, wie viele unterschiedliche Organsysteme bei Post-COVID betroffen sind. Psychotherapeut:innen sollten dafür Sorge tragen, dass eine ausreichende somatische Diagnostik beim Beginn und bei Symptomverschlechterung während einer Psychotherapie durchgeführt wird. Die Verantwortung über die unterschiedlichen Beschwerdekomplexe können nur die jeweiligen Disziplinen übernehmen, die Kooperation mit den behandelnden Haus- und Fachärzt:innen ist unbedingt erforderlich.

Schließlich ist es sehr ermutigend, dass sich die entwickelten spezifischen psychotherapeutischen Interventionen heute schon positiv auf die Kernsymptome wie Fatigue und auf die Lebensqualität der Post-COVID-Patient:innen auswirken.

2.7 Literatur

Antoncecchi, V., Antoncecchi, E., Orsini, E. et al. (2024). High prevalence of cardiac post-acute sequelae in patients recovered from Covid-19. Results from the ARCA post-COVID study. *Int J Cardiol Cardiovasc Risk Prev, 21*, 200267. https://doi.org/10.1016/j.ijcrp.2024.200267

Bader, M. (2020). ACE2 – das missbrauchte Multitalent [ACE2 – the hijacked all-rounder]. *Nephrologe, 15*(6), 375–380. https://doi.org/10.1007/s11560-020-00448-0

Bundesinstitut für Arzneimittel und Medizinprodukte. (2024). Long COVID – Arzneimittel: Maßnahmen zur Verbesserung der Versorgung von Long COVID-Erkrankten. https://www.bfarm.de/SharedDocs/Downloads/DE/Arzneimittel/Zulassung/ZulRelThemen/therapie-kompass.pdf?__blob=publicationFile

Bundesinstitut für Arzneimittel und Medizinprodukte. (2025). Expertengruppe Long COVID Off-Label-Use. Retrieved 06.03.2025 from https://www.bfarm.de/DE/Arzneimittel/Zulassung/Zulassungsrelevante-Themen/Expertengruppe-Long-COVID-Off-Label-Use/_node.html

Carruthers, B. M., Jain, A. K., De Meirleir, K. L. et al. (2003). Myalgic Encephalomyelitis/Chronic Fatigue Syndrome. *Journal Of Chronic Fatigue Syndrome, 11*(1), 7–115. https://doi.org/10.1300/J092v11n01_02

Chee, Y. J., Tan, S. K. & Yeoh, E. (2020). Dissecting the interaction between COVID-19 and diabetes mellitus. *J Diabetes Investig, 11*(5), 1104–1114. https://doi.org/10.1111/jdi.13326

Daher, A., Balfanz, P., Cornelissen, C. et al. (2020). Follow up of patients with severe coronavirus disease 2019 (COVID-19): Pulmonary and extrapulmonary disease sequelae. *Respir Med, 174*, 106197. https://doi.org/10.1016/j.rmed.2020.106197

Damm, M., Temmel, A., Welge-Lüssen, A. et al. (2004). Riechstörungen – Epidemiologie und Therapie in Deutschland, Österreich und der Schweiz. *Hno, 52*, 112–120. https://doi.org/10.1007/s00106-003-0877-z

Davis, H. E., McCorkell, L., Vogel, J. M. et al. (2023). Long COVID: major findings, mechanisms and recommendations. *Nat Rev Microbiol, 21*(3), 133–146. https://doi.org/10.1038/s41579-022-00846-2

El-Rhermoul, F. Z., Fedorowski, A., Eardley, P. et al. (2023). Autoimmunity in Long Covid and POTS. *Oxf Open Immunol, 4*(1), iqad002. https://doi.org/10.1093/oxfimm/iqad002

Evans, P. C., Rainger, G. E., Mason, J. C. et al. (2020). Endothelial dysfunction in COVID-19: a position paper of the ESC Working Group for Atherosclerosis and Vascular Biology, and the ESC Council of Basic Cardiovascular Science. *Cardiovasc Res, 116*(14), 2177–2184. https://doi.org/10.1093/cvr/cvaa230

Fedorowski, A. (2019). Postural orthostatic tachycardia syndrome: clinical presentation, aetiology and management. *J Intern Med, 285*(4), 352–366. https://doi.org/10.1111/joim.12852

Fernández-Castañeda, A., Lu, P., Geraghty, A. C. et al. (2022). Mild respiratory COVID can cause multi-lineage neural cell and myelin dysregulation. *Cell, 185*(14), 2452–2468.e2416. https://doi.org/10.1016/j.cell.2022.06.008

Frank, M. G., Nguyen, K. H., Ball, J. B. et al. (2022). SARS-CoV-2 spike S1 subunit induces neuroinflammatory, microglial and behavioral sickness responses: Evidence of PAMP-like properties. *Brain Behav Immun, 100*, 267–277. https://doi.org/10.1016/j.bbi.2021.12.007

Global Burden of Disease Long Covid Collaborators. (2022). Estimated Global Proportions of Individuals With Persistent Fatigue, Cognitive, and Respiratory Symptom Clusters Following Symptomatic COVID-19 in 2020 and 2021. *Jama, 328*(16), 1604–1615. https://doi.org/10.1001/jama.2022.18931

Gunder, N., & Hummel, T. (2024). Parosmia in patients with post-infectious olfactory dysfunction in the era of COVID-19-associated olfactory impairment. *Hno, 72*(9), 649–656. https://doi.org/10.1007/s00106-024-01470-7 (Parosmie bei Patient:innen mit postinfektiöser Riechstörung in der Ära der COVID-19-assoziierten Riechstörungen.)

Hohberger, B., Harrer, T., Mardin, C. et al. (2021). Case Report: Neutralization of Autoantibodies Targeting G-Protein-Coupled Receptors Improves Capillary Impairment and Fatigue Symptoms After COVID-19 Infection. *Front Med (Lausanne), 8*, 754667. https://doi.org/10.3389/fmed.2021.754667

Holland, J., Sheehan, D., Brown, S. et al. (2024). Immune response and cognitive impairment in Post-COVID Syndrome: A systematic review. *The American Journal of Medicine.* https://doi.org/https://doi.org/10.1016/j.amjmed.2024.09.022

Klopfenstein, T., Tipirdamaz, C., Gendrin, V. et al. (2022). Third of patients have gustatory dysfunction 9 months after SARS-CoV-2 infection: the ANOSVID study. *Int J Infect Dis, 119*, 114–116. https://doi.org/10.1016/j.ijid.2022.03.053

Knight, R., Walker, V., Ip, S. et al. (2022). Association of COVID-19 With Major Arterial and Venous Thrombotic Diseases: A Population-Wide Cohort Study of 48 Million Adults in England and Wales. *Circulation, 146*(12), 892–906. https://doi.org/10.1161/CIRCULATIONAHA.122.060785

Koczulla, A. R., Ankermann, T., Behrends, U. et al. (2021). S1-Leitlinie Post-COVID/Long-COVID [S1 Guideline Post-COVID/Long-COVID]. *Pneumologie, 75*(11), 869–900. https://doi.org/10.1055/a-1551-9734

Li, J., Zhou, Y., Ma, J. et al. (2023). The long-term health outcomes, pathophysiological mechanisms and multidisciplinary management of long COVID. *Signal Transduct Target Ther, 8*(1), 416. https://doi.org/10.1038/s41392-023-01640-z

Lin, C. W., Wang, Y. H., Li, Y. E. et al. (2023). COVID-related dysphonia and persistent long-COVID voice sequelae: A systematic review and meta-analysis. *Am J Otolaryngol, 44*(5), 103950. https://doi.org/10.1016/j.amjoto.2023.103950

Lund, L. C., Hallas, J., Nielsen, H. et al. (2021). Post-acute effects of SARS-CoV-2 infection in individuals not requiring hospital admission: a Danish population-based cohort study. *Lancet Infect Dis, 21*(10), 1373–1382. https://doi.org/10.1016/s1473-3099(21)00211-5

Luo, D., Mei, B., Wang, P. et al. (2024). Prevalence and risk factors for persistent symptoms after COVID-19: a systematic review and meta-analysis. *Clin Microbiol Infect, 30*(3), 328–335. https://doi.org/10.1016/j.cmi.2023.10.016

Mantovani, A., Morrone, M. C., Patrono, C. et al. (2022). Long Covid: where we stand and challenges ahead. *Cell Death Differ, 29*(10), 1891–1900. https://doi.org/10.1038/s41418-022-01052-6

Matschke, J., Lütgehetmann, M., Hagel, C. et al. (2020). Neuropathology of patients with COVID-19 in Germany: a post-mortem case series. *Lancet Neurol, 19*(11), 919–929. https://doi.org/10.1016/s1474-4422(20)30308-2

Mohammed, I., Podhala, S., Zamir, F. et al. (2024). Gastrointestinal Sequelae of COVID-19: Investigating Post-Infection Complications – A Systematic Review. *Viruses, 16*(10). https://doi.org/10.3390/v16101516

Motiejunaite, J., Balagny, P., Arnoult, F. et al. (2021). Hyperventilation as one of the mechanisms of persistent dyspnoea in SARS-CoV-2 survivors. *Eur Respir J, 58*(2). https://doi.org/10.1183/13993003.01578-2021

Newton, D. J., Kennedy, G., Chan, K. K. F. et al. (2012). Large and small artery endothelial dysfunction in chronic fatigue syndrome. *International Journal of Cardiology, 154*(3), 335–336. https://doi.org/10.1016/j.ijcard.2011.10.030

Parma, V., Ohla, K., Veldhuizen, M. G. et al. (2020). More Than Smell-COVID-19 Is Associated With Severe Impairment of Smell, Taste, and Chemesthesis. *Chem Senses, 45*(7), 609–622. https://doi.org/10.1093/chemse/bjaa041

Peter, R. S., Nieters, A., Kräusslich, H.-G. et al. (2022). Post-acute sequelae of covid-19 six to 12 months after infection: population based study. *BMJ, 379*, e071050. https://doi.org/10.1136/bmj-2022-071050

Petersen, E. L., Goßling, A., Adam, G. et al. (2022). Multi-organ assessment in mainly non-hospitalized individuals after SARS-CoV-2 infection: The Hamburg City Health Study COVID programme. *Eur Heart J, 43*(11), 1124–1137. https://doi.org/10.1093/eurheartj/ehab914

Phetsouphanh, C., Darley, D. R., Wilson, D. B. et al. (2022). Immunological dysfunction persists for 8 months following initial mild-to-moderate SARS-CoV-2 infection. *Nat Immunol, 23*(2), 210–216. https://doi.org/10.1038/s41590-021-01113-x

Rabady, S., Altenberger, J., Brose, M. et al. (2021). [Guideline S1: Long COVID: Diagnostics and treatment strategies]. *Wien Klin Wochenschr, 133*(Suppl 7), 237–278. https://doi.org/10.1007/s00508-021-01974-0 (Leitlinie S1: Long COVID: Differenzialdiagnostik und Behandlungsstrategien.)

Ragab, D., Salah Eldin, H., Taeimah, M. et al. (2020). The COVID-19 Cytokine Storm; What We Know So Far. *Front Immunol, 11*, 1446. https://doi.org/10.3389/fimmu.2020.01446

Rajan, S., Khunti, K., Alwan, N. et al. (2021). In the wake of the pandemic: Preparing for Long COVID. In: *European Observatory on Health Systems and Policies*, Copenhagen (Denmark).

Reindl-Schwaighofer, R., Hödlmoser, S., Domenig, O. et al. (2022). The systemic renin-angiotensin system in COVID-19. *Scientific Reports, 12*(1), 20117. https://doi.org/10.1038/s41598-022-24628-1

Renz-Polster, H., & Scheibenbogen, C. (2022). [Post-COVID syndrome with fatigue and exercise intolerance: myalgic encephalomyelitis/chronic fatigue syndrome]. *Inn Med (Heidelb), 63*(8), 830–839. https://doi.org/10.1007/s00108-022-01369-x (Post-COVID-Syndrom mit Fatigue und Belastungsintoleranz: Myalgische Enzephalomyelitis bzw. Chronisches Fatigue-Syndrom.)

Rettew, A., Garrahy, I., Rahimian, S. et al. (2024). COVID-19 Coagulopathy. *Life (Basel), 14*(8). https://doi.org/10.3390/life14080953

Reuner, M., Krehbiel, J., Rech, J. et al. (2024). Utilization frequency and patient-reported effectiveness of symptomatic therapies in post-COVID syndrome. *BMC Public Health, 24*(1), 2577. https://doi.org/10.1186/s12889-024-19951-3

Rus, C. P., de Vries, B. E. K., de Vries, I. E. J. et al. (2023). Treatment of 95 post-Covid patients with SSRIs. *Sci Rep, 13*(1), 18599. https://doi.org/10.1038/s41598-023-45072-9

Schäfer, I. C., Krehbiel, J., Adler, W. et al. (2024). Three-Month Follow-Up of the Post-COVID Syndrome after Admission to a Specialised Post-COVID Centre-A Prospective Study Focusing on Mental Health with Patient Reported Outcome Measures (PROMs). *Int J Environ Res Public Health, 21*(8). https://doi.org/10.3390/ijerph21081076

Schultheiß, C., Willscher, E., Paschold, L. et al. (2022). The IL-1β, IL-6, and TNF cytokine triad is associated with post-acute sequelae of COVID-19. *Cell Rep Med, 3*(6), 100663. https://doi.org/10.1016/j.xcrm.2022.100663

Seibert, F. S., Stervbo, U., Wiemers, L. et al. (2023). Severity of neurological Long-COVID symptoms correlates with increased level of autoantibodies targeting vasoregulatory and autonomic nervous system receptors. *Autoimmun Rev, 22*(11), 103445. https://doi.org/10.1016/j.autrev.2023.103445

Sherif, Z. A., Gomez, C. R., Connors, T. J. et al. (2023). Pathogenic mechanisms of post-acute sequelae of SARS-CoV-2 infection (PASC). *Elife, 12*. https://doi.org/10.7554/eLife.86002

Song, E., Zhang, C., Israelow, B. et al. (2020). Neuroinvasion of SARS-CoV-2 in human and mouse brain. *bioRxiv*. https://doi.org/10.1101/2020.06.25.169946

Soriano, J. B., Murthy, S., Marshall, J. C. et al. (2022). A clinical case definition of post-COVID-19 condition by a Delphi consensus. *The Lancet Infectious Diseases, 22*(4), e102-e107. https://doi.org/10.1016/S1473-3099(21)00703-9

Tooze, A. (2022). Kawumm!, *Die Zeit*, 29, https://www.zeit.de/2022/29/krisenzeiten-krieg-ukraine-oel-polykrise (13. Januar 2023).

Tsampasian, V., Elghazaly, H., Chattopadhyay, R. et al. (2023). Risk Factors Associated With Post-COVID-19 Condition: A Systematic Review and Meta-analysis. *JAMA Intern Med, 183*(6), 566–580. https://doi.org/10.1001/jamainternmed.2023.0750

Unsworth, R., Wallace, S., Oliver, N. S. et al. (2020). New-Onset Type 1 Diabetes in Children During COVID-19: Multicenter Regional Findings in the U. K. *Diabetes Care, 43*(11), e170–e171. https://doi.org/10.2337/dc20-1551

von Meijenfeldt, F. A., Havervall, S., Adelmeijer, J. et al. (2022). Persistent endotheliopathy in the pathogenesis of long COVID syndrome: Comment from von Meijenfeldt et al. *J Thromb Haemost, 20*(1), 267–269. https://doi.org/10.1111/jth.15580

Wallukat, G., Hohberger, B., Wenzel, K. et al. (2021). Functional autoantibodies against G-protein coupled receptors in patients with persistent Long-COVID-19 symptoms. *J Transl Autoimmun, 4*, 100100. https://doi.org/10.1016/j.jtauto.2021.100100

Wei, Z. D., Liang, K., & Shetty, A. K. (2023). Complications of COVID-19 on the Central Nervous System: Mechanisms and Potential Treatment for Easing Long COVID. *Aging Dis, 14*(5), 1492–1510. https://doi.org/10.14336/ad.2023.0312

Wendt, R., Beige, J., & Lübbert, C. (2020). Covid-19: Der Einfluss der Antihypertonika. *Dtsch Arztebl, 117*, A–664-B–565.

World Health Organisation. (2022). Post COVID-19 condition (Long COVID). Retrieved 06.03.2025 from https://www.who.int/europe/news-room/fact-sheets/item/post-covid-19-condition#:~:text=It%20is%20defined%20as%20the,months%20with%20no%20other%20explanation.

Xu, S. W., Ilyas, I., & Weng, J. P. (2023). Endothelial dysfunction in COVID-19: an overview of evidence, biomarkers, mechanisms and potential therapies. *Acta Pharmacol Sin, 44*(4), 695–709. https://doi.org/10.1038/s41401-022-00998-0

Xu, Z., Wang, W., Zhang, D. et al. (2024). Excess risks of long COVID symptoms compared with identical symptoms in the general population: A systematic review and meta-analysis of studies with control groups. *J Glob Health, 14*, 05022. https://doi.org/10.7189/jogh.14.05022

Yende, S., & Parikh, C. R. (2021). Long COVID and kidney disease. *Nat Rev Nephrol, 17*(12), 792–793. https://doi.org/10.1038/s41581-021-00487-3

Zhu, S., Luan, C., Zhang, S. et al. (2024). Effect of SARS-CoV-2 infection and vaccine on ovarian reserve: A systematic review. *Eur J Obstet Gynecol Reprod Biol, 292*, 63–70. https://doi.org/10.1016/j.ejogrb.2023.10.029

3 Psychoimmunologische Aspekte des Post-COVID-Syndroms

Eva Peters

3.1 Einleitung

Die Folgen einer Infektion sind nicht selten nachhaltige Veränderungen der Kommunikation zwischen Nervensystem, endokrinem System und Immunsystem. Gleichzeitig kommt es häufig zu einer Veränderung des Erlebens der eigenen Gesundheit sowie der psychischen und sozialen Funktionalität. Es gibt inzwischen breit Hinweise darauf, dass es sich hierbei nicht nur um ein zufälliges gemeinsames Auftreten handelt, sondern dass zwischen der somatischen und der psychosozialen Dimension eine genuine Wechselbeziehung besteht. Diese Veränderungen haben also wechselseitige Konsequenzen sowohl für die immunologische als auch für die mentale Bewältigung von Infekten. Auf der einen Seite können so Stressoren über neuroendokrin-immune Interaktionen die Vulnerabilität für Infektionen und auch die Wahrscheinlichkeit erhöhen, chronische Infektionsfolgen zu entwickeln. Auf der anderen Seite ziehen nachhaltige Folgen einer COVID-19-Infektion auch psychosoziale Belastungen nach sich, die wiederum im Sinne eines Teufelskreises psychoimmunologisch wirksam werden können. COVID-19 bildet hier keine Ausnahme, sondern folgt dieser Regel, allerdings zeichnet sich ab, dass dieser spezielle Virusinfekt im Hinblick auf Wahrscheinlichkeit und Langwierigkeit von neuro-immunen Konsequenzen für die Gesundheit eine Spitzenreiterposition einnimmt.

Am Beispiel des Post-COVID-Syndroms (PCS) können wir daher exemplarisch lernen, wie zentral das Zusammenspiel von psychosozialen und neuroendokrin-immunologischen Faktoren sowohl für den Verlauf als auch für die Genesung von Infektionskrankheiten ist. Diese bio-psycho-soziale Perspektive ist sowohl für die Diagnostik als auch in der Therapieplanung der Behandlung von PCS-Betroffenen hoch relevant, und nicht zuletzt auch für Aufklärung und Psychoedukation von Betroffenen und ihren Behandelnden. Um dieser Relevanz Rechnung zu tragen, wird in diesem Kapitel zunächst dargelegt, wie Stress und Infektion neuroendokrin-immun zusammenwirken, um so die Grundlagen für ein Verständnis der psycho-(neuroendokrino-)immunologischen (PNI) Zusammenhänge beim PCS zu legen. Dabei wird auf die besonderen Eigenschaften von SARS-CoV-2 eingegangen und die Evidenz für eine wechselseitige Beziehung zwischen Stress und COVID-19 zusammengetragen. Zu den bereits identifizierten relevanten Stressoren gehören dabei hohe psychosoziale Belastungen, wie sie z. B. durch einen niedrigen Bildungs- und Einkommensstand begünstigt werden sowie psychische Erkrankungen und ihre Konsequenzen. Diese Stressoren wirken nachhaltig auf die bio-psycho-sozialen

Bewältigungskapazitäten ein und damit auf die Fähigkeit, eine SARS-CoV-2-Infektion sowohl immunologisch zu überwinden als auch psychosozial zu verarbeiten.

3.2 Epidemiologische Evidenzen für eine Beziehung zwischen Stress und PCS

Die langfristigen psychischen Folgen eines SARS-CoV-2-Infektes sind inzwischen vielfach belegt und treten bei etwa einem Viertel aller Patient:innen auf (Bidhendi-Yarandi et al., 2025). Zu diesen Folgen gehören depressive Erkrankungen und Angststörungen, Posttraumatische Belastungsstörung und Somatische Belastungsstörung (Zhao et al., 2021). Bei PCS-Patient:innen stehen psychische Symptome bei 18 % der Betroffenen im Vordergrund der Erkrankung. Nach Atemwegssymptomen und Fatigue sind sie damit die dritthäufigsten Symptome, mit einem Peak im 2. Jahr nach der Infektion (Hou et al., 2025). Diese Beobachtungen sind nicht überraschend, denn nach Epidemien steigt die Zahl psychischer Störungen regelhaft an (Taquet et al., 2021), allerdings sind die Zahlen für COVID-19 besonders hoch, vor allem bei multimorbiden Patient:innen (Knapp et al., 2024). Bei einem großen Teil der Patient:innen stellt sich mit der Zeit spontan ein Abfall der psychischen Symptome ein. Dieser dauert i. d. R. jedoch bis zu zwei Jahren nach dem Infekt an und bei einem Teil der Patient:innen bleiben die Symptome deutlich länger, bis dauerhaft, bestehen. Gleichzeitig sind genau die psychischen Erkrankungen, die in der Folge von COVID-19 gehäuft auftreten, auch bereits als begünstigende Faktoren für die PCS-Entwicklung etabliert (Engelmann et al., 2024). Die aktuelle Datenlage zeigt, dass psychosoziale Faktoren wie eine niedrige Stress-Resilienz, hohe Angstwerte und vorbestehende psychische Erkrankungen ein PCS begünstigen und zu einer bis zu vierfachen Erhöhung der Wahrscheinlichkeit der Entwicklung führen (siehe dazu auch die AWMF-Leitlinie Long-/Post-COVID). Die Epidemiologie legt damit eine wechselseitige Beziehung zwischen psychischen und physischen Faktoren beim PCS nahe, ohne allerdings Hinweise auf die zugrundeliegenden Mechanismen zu geben.

3.3 Psychoimmunologie von Atemwegsinfekten: Eine Geburtsstunde modernen medizinischen Wissens

Als Mitte des letzten Jahrhunderts zum ersten Mal experimentell gezeigt wurde, dass Stress krank machen kann, gelang dies mit Experimenten, für die Erkältungsviren verwendet wurden (Peters et al., 2024). Mit diesen Experimenten wurde die Grundlage der PNI Forschung gelegt, die zur heutigen Entwicklung der Überzeugung geführt hat, dass Stress ein relevanter Gesundheitsfaktor ist. Zunächst wurden diese Experimente an Tieren, dann auch an menschlichen Proband:innen durchgeführt und damit der Nachweis erbracht, dass ein intensiver Stressor molekular-toxisch wirksam ist und die Vulnerabilität insbesondere für Atemwegsinfekte erhöhen kann. Für diese Erkenntnis wurden Versuchstiere im Labor über Tage immer wieder in enge Röhren gesperrt und gleichzeitig Lärm ausgesetzt. Im translationalen Experiment an Patient:innen entstand der Stress im Rahmen einer umfangreichen und belastenden diagnostischen Prozedur. Es handelte sich also um intensive Belastungen, denen die Betroffenen nicht ausweichen oder sie kontrollieren konnten, Charakteristika auch der Belastungen durch die COVID-19-Pandemie.

Unter diesen Versuchsbedingungen stieg die Wahrscheinlichkeit, Infekte mit Atemwegsviren, darunter Coronaviren, zu entwickeln und auch die Schwere des Infektverlaufs wurde negativ beeinflusst. Verschiebungen in der Verteilung von Immunzellen im Blut gaben einen ersten Hinweis darauf, dass eine fehlgeleitete Stress-Aktivierung des Immunsystems dafür verantwortlich sein könnte. Wir wissen also bereits seit einigen Jahrzehnten, das potente Stressoren die Entwicklung eines viralen Infektes, insbesondere der Atemwege, begünstigen (Peters et al., 2021). Heute bezeichnen wir die Summe der Belastungen, die zu einem Einbruch der Homöostase führen, als allostatische Last. In der PNI-Forschung gehen wir davon aus, dass diese Last zu unphysiologischen Versuchen führt, die Homöostase wiederherzustellen, und damit Anpassung an die Herausforderung verhindert. Diese Maladaptation führt zu schwer beeinflussbaren Fehlfunktionen der Immunantwort und damit langfristig zu multimorbiden Krankheitsbildern, die unsere Gesundheitssysteme zunehmend überlasten.

3.4 Grundlagen der Immunantwort: Wie gelingt die Abwehr von Atemwegsinfekten?

Um zu verstehen, wie konkret PNI-Interaktionen die Abwehr eines viralen Infektes durch das Immunsystem beeinflussen, ist es zunächst wichtig zu verstehen, welche immunologischen Prozesse die Bewältigung eines Atemwegsinfektes ermöglichen.

Häufig heißt es in diesem Kontext simplifizierend, man brauche ein starkes Immunsystem. Konkret ist die akute Abwehr einer Infektion mit einem neuen Virus gemeint, also einem Krankheitserreger, der dem Immunsystem noch nicht bekannt ist. Diese Abwehr ist abhängig davon, ob eine bestimmte Art von Immunreaktion effizient ausgelöst werden kann und nicht davon, wie schnell und kräftig das gesamte Immunsystem arbeitet. Grob teilen sich die Antwortmöglichkeiten des Immunsystems dabei in eine angeborene und eine erlernte Variante ein. Neue Herausforderungen aktivieren zunächst den angeborenen Arm der Immunantwort. Dabei lösen zum einen bereits in unser genetisches Antwortrepertoire übernommene Molekülstrukturen eine unspezifische Abwehrreaktion aus. Zu diesen Strukturen gehören zum einen z. B. *pathogen associated molecular patterns* (PAMPs). Sie kommen auf solchen Krankheitserregern regelhaft vor, die schon lange mit Menschen koexistieren, nicht aber auf humanen Zellen. Zum anderen kann diese Reaktion auch durch Schadensmoleküle ausgelöst werden, die von den befallenen körpereigenen Zellen selbst freigesetzt werden, z. B. Fragmente ihrer Zellkern-DNA.

Unspezifisch heißt die Reaktion deshalb, weil die Zellen dieser Immunantwort auf das Schadenssignal mit Vernichtung des Schadenssignalträgers und seiner unmittelbaren Umgebung reagieren, ohne genau zu differenzieren, um welchen Erreger es sich handelt oder wo exakt er sich befindet – ein sehr effizienter Prozess, über den schon einfachste Lebewesen verfügen. Aktiv beteiligt hieran sind Zellen, die in Geweben vorkommen, die besonders häufig mit Eindringlingen von außen konfrontiert sind, z. B. die in Schleimhaut und Haut sitzenden Mastzellen und Antigenpräsentierenden Zellen (APZ). Sie halten hier engen Kontakt zum Nervensystem und synchronisieren so ihre Aktivität mit dem allgemeinen Alarmniveau in einer gestressten Person. Außerdem spielen hier die Blut-Monozyten, die im Gewebe zu Makrophagen ausreifen sowie natürliche Killerzellen (NK) und neutrophile, eosinophile und basophile Granulozyten ihre Rolle. Sie phagozytieren, was häufig als fressen übersetzt wird, befallene Zellen, setzen abtötende Inhaltsstoffe aus vorgeformten Granulae frei und sezernieren Zytokine, die das Gewebe aufschwemmen und weitere Entzündungszellen anlocken. Damit gewinnt die Entzündung an Umfang und fühlbarer Schwere, und es kommt auch zu einigen Kollateralschäden durch Schädigung von umgebendem Gewebe und systemische Folgen wie z. B. Fieber und Krankheitsverhalten wie sozialem Rückzug. Gelingt diese Antwort jedoch rasch und ausreichend für die Anzahl der eindringenden Keime, kann ein Infekt schon an der vordersten Front, d. h., wenn er z. B. gerade die Barriere der Schleimhaut zu durchbrechen beginnt, abgewehrt werden. Ist sie zu schwach, kann der Keim sich ausbreiten. Ist sie zu stark, verursacht sie mehr Kollateralschäden als gelingende Abwehr, das Extrembeispiel hierfür ist die Sepsis.

Man kann es als einen der größten evolutionären Erfolge höher organisierter Lebewesen bezeichnen, dass das Immunsystem sich weiterentwickelt und Wege gefunden hat, zu lernen. Um den Schaden eines frischen Infektes effektiv zu begrenzen, schaltet das Immunsystem im Verlauf eines Infektes auf diese Antwort um. Dieser Arm des Immunsystems wird als erlernte Immunantwort bezeichnet, weil durch die akute Entzündungsreaktion lernfähige Zellen des Immunsystems zum Ort des Geschehens gelockt werden. Sie brauchen etwas Zeit, sind dann aber in der

Lage molekulare Strukturen, die einzigartig für den befallenden Keim sind, zu identifizieren, und genau auf diese Strukturen passende biochemische und zelluläre Vernichtungsstrategien zu entwickeln. Jetzt kann gewissermaßen mit chirurgischer Präzision und mit deutlich geringeren Kollateralschäden gearbeitet werden. Zu diesem Arm der Immunantwort zählen die lymphozytären T- und B-Zellen. Sie können punktgenau für die Vernichtung von invasiven Mikroben sorgen, z. B. durch Erkennungsmuster markierende Antikörper sowie durch Zellkontakt vermittelte Apoptose. Sie initiiert außerdem die Reparaturarbeiten, die nach einem Infekt nötig sind, um die bei der Keimabwehr entstandenen Gewebeschäden zu reparieren. Bis sie aber zu dieser präzisen Aktivität in der Lage sind, vergeht einige Zeit, denn die passende Abwehrstrategie muss erst entwickelt und dann auch ausreichend oft vervielfältigt werden, um den Virusbefall vollständig zu entfernen.

Um einen Virus wie den SARS-CoV-2 effizient abzuwehren, braucht es also eine effiziente angeborene Immunantwort und einen zügigen Switch zur erlernten Immunantwort und der anschließenden Geweberegeneration. Das Optimum wird also nicht durch ein starkes, sondern ein der jeweiligen Phase der Infektion angemessenes Reaktionsmuster des Immunsystems erreicht. Dies wird durch eine hohe Flexibilität dafür ermöglicht, das jeweils am besten passende Muster zügig aufrufen zu können. Und genau hier ist die Schnittstelle zum Stress, zu psychosozialen Faktoren, und ihrem Einfluss auf die Entwicklung langfristiger Folgen einer Virusinfektion zu suchen: Stress reduziert die Passgenauigkeit der Immunantwort im Verlauf einer Virusinfektion und verhindert damit Immunhomöostase, es kommt zur allostatischen Überlastung.

3.5 Wie interagieren Stress und Virusabwehrreaktion?

Insgesamt kann gesagt werden, dass das immunologische Profil bei stressinduzierter gestörter immunologischer Homöostase dem PCS-Profil entspricht (Almulla et al., 2024) und dass die Zytokine dieses Profils psychische wie somatische Symptome nach COVID-19 prädizieren (Dal-Pizzol et al., 2024).

Stress und seine Mediatoren kompromittieren zunächst einmal die Abwehrfunktion von Körperbarrieren zur Umwelt, wie der Schleimhaut. Dadurch wird das Eindringen von Keimen in großer Zahl begünstigt. Bei Stress initial hohes Cortisol und das in der Schleimhaut bei Stress vermehrt produzierte Acetylcholin begünstigen diesen Vorgang, indem sie gemeinsam die Aktivität von NK und Makrophagen reduzieren. Ein höherer Body-Mass-Index (BMI) und andere konfundierende Faktoren wie das Rauchen begünstigen diese Konstellation. Sie fördern also mithin die Entwicklung einer schweren Infektion mit entsprechend höherer Wahrscheinlichkeit von langfristigen Folgen. Dabei betreffen diese Folgen nicht nur die Ebene der Infektkontrolle, sondern auch die der mentalen Gesundheit.

Fortgesetzte Fehlfunktionen von NK und Makrophagen tragen zur Entwicklung von Erschöpfung, Depressivität, Angst und Traumafolgestörungen bei und begünstigen sogar Psychosen und Zwangserkrankungen. Außerdem erreichen Zytokine der angeborenen Immunantwort wie z. B. IL-1β und IL-6 das Gehirn über die Blutzirkulation, wo sie sich auf die Stimmung und das Krankheitsverhalten auswirken. Die Schwere depressiver Symptomatik, gemessen mit dem *Patient Health Questionnaire* (PHQ-9), korreliert entsprechend mit Markern für den Gewebeschaden, den überschießende angeborene Immunmechanismen verursachen, z. B. mit einem erhöhten C-reaktiven Protein (CRP) (Guo et al., 2020).

Insbesondere chronischer Stress, wie er z. B. bei anhaltender depressiver Verstimmung vorliegt, kann sich darüber hinaus negativ auf die Entwicklung von spezifischen Abwehrmechanismen auswirken, was zum Beispiel die Produktion von Antikörpern gegen Viren (Cohen et al., 2012) und die T-Zell-Antwort (Foley et al., 2023) betrifft. Neben dem BMI sowie dem Geschlecht und dem Alter hat als Indikator für dauerhaft erhöhten psychosozialen Stress auch der sozioökonomische Status einen deutlichen Einfluss auf diesen Zusammenhang. Schließlich kommt es unter dem Einfluss von chronischem Stress zur Herunterregulation der Glukokortikoid-Rezeptoren mit der Folge einer langfristigen Fehlsteuerung der Cortisol-Wirkung und der Produktion von Zytokinen. In diesem Zusammenhang interessant ist, dass für die Entwicklung eines PCS das nun korrespondierend niedrige Cortisol, wie es auch im Haar von PSC-Patient:innen nachgewiesen wurde (Vroegindeweij et al., 2024), den höchsten prädiktiven Wert hat, verglichen mit einer großen Zahl von Entzündungsmarkern (Klein et al., 2022; Kirschbaum et al., 2022). Das SARS-CoV-2 hat durch seine Bindung an das Angiotensin-konvertierendes Enzym 2 (ACE2; siehe auch ▶ Kap. 2) außerdem einen direkten Effekt auf den Switch zur erlernten Immunantwort, der durch diese Bindung unterbunden wird. Dadurch werden u. a. stressinduzierte Störungen der kardialen Funktion und der Magen-Darm-Barriere begünstigt (Fontes et al., 2016; Yisireyili et al., 2018). In der Summe der Effekte ist die Höhe spezifischer Antikörper und der CD4+ T-Zellantwort nach einem SARS-Cov-2-Infekt negativ mit den Einschränkungen der psychischen Gesundheit assoziiert (Sami et al., 2023).

3.6 Pharmakologische PNI-Interventionen

Vor diesem PNI-Hintergrund ist zu verstehen, dass Antidepressiva, die auch immunologische Verbesserungen hervorrufen, einen Teil der Betroffenen vor schweren COVID-19-Verläufen und PCS-Entwicklung schützen können, das Risiko sinkt um etwa 30 % (Sidky et al., 2024). Auch genomweite Biomarker-Studien weisen auf eine mögliche Überschneidung zwischen Immunfehlregulation und depressiver Symptomatik beim PCS hin, die auf Antidepressiva ansprechen könnten (Zhou et al., 2024). Bislang am besten untersucht sind dabei die Serotonin-Wiederaufnahmehemmer (Prasanth et al., 2024). Auch Antihypertensiva, allen voran Betablocker, sowie Modulatoren des Mikrobioms könnten eine Rolle spielen.

Umgekehrt könnte man erwarten, dass pharmakologische Immunmodifikationen, z. B. mit nicht steroidalen Antiphlogistika oder auch Biologika, regelhaft einen direkten Effekt auch auf die psychische Gesundheit von Patient:innen mit chronischen inflammatorischen Syndromen wie dem PCS haben müssten. Gerade in die modernen Möglichkeiten, die durch die Entwicklung von Medikamenten, die punktgenau in biologische Prozesse eingreifen, wie z. B. die mit als ersten entwickelten Biologika zur Hemmung des Zytokins TNFα, werden große Erwartungen gesetzt. Entsprechende Belege sind insbesondere für eine Verbesserung des pandiagnostischen Parameters Lebensqualität für andere inflammatorische Zustände auch zahlreich. D. h. bei depressiven Patient:innen mit nachweislicher immunologischer Dysregulation bewirkt die pharmakologische Regulation inflammatorischer Prozesse auch eine Verbesserung der Lebensqualität. Die Datenlage zu den Erfolgen immunmodifizierender Behandlung auf psychische Erkrankungen insgesamt ist jedoch ernüchternd. Insbesondere für Outcomes wie die Depressivität blieben immunmodulierende Studien bislang klar hinter den Erwartungen zurück (Amirani et al., 2020). Depressive Symptomatik ist also nicht, wie in einigen Studien postuliert, einfach als Folge inflammatorischer Zustände zu verstehen, sondern multifaktoriell. Das gleiche gilt für die metabolischen Begleiterscheinungen chronischer Entzündung wie z. B. exzessiven oxidativen Stress oder vorzeitige Zellalterung. Wird dieser pharmakologisch reduziert, bessern sich u. a. psychische Symptome auch beim PCS in manchen Studien (Dorczok et al., 2025), das evidenzbasierte Empfehlungsniveau wurde bislang jedoch nicht erreicht.

Die wechselseitige Beeinflussung von psychischen Symptomen und maladaptiver Immunantwort ist pharmakologisch also nicht umfassend bzw. verlässlich beeinflussbar. Auch fehlen Kriterien für die Routinediagnostik, welche Patient:innen hier profitieren könnten. Entsprechend werden diese Medikamente bislang auch nur als Off-Label-Empfehlungen und ohne Bezug zu der immunmodulierenden Potenz von Antidepressiva oder der stimmungsaufhellenden Potenz von inflammationshemmenden Medikamenten gelistet (https://www.bfarm.de/SharedDocs/Downloads/DE/Arzneimittel/Zulassung/ZulRelThemen/LongCOVID/therapie-kompass.pdf?__blob=publicationFile).

3.7 Nicht pharmakologische PNI-Behandlungsoptionen

Dass für PCS bekannte Symptome auch bei Menschen auftreten können, die davon überzeugt sind, unter COVID-19 gelitten zu haben, die aber nicht seropositiv waren (Matta et al., 2022), hat für einige Verwirrung gesorgt. Die Beobachtung bestätigt aber wohl in erster Linie, dass Symptome wie Erschöpfung, Abgeschlagenheit oder

Konzentrationsschwäche transdiagnostische Symptome von schwereren Erkrankungen sind. Dieser Umstand erklärt ggf. das gute Ansprechen auf Behandlungsprogramme, die psychische und somatische Faktoren simultan adressieren (Zeraatkar et al., 2024). Symptome im Rahmen von PCS einer immunologischen, neurologischen, endokrinologischen oder psychosozialen Ursache zuzuordnen, stellt gerade vor diesem Hintergrund eine besondere Herausforderung dar. Das PNI-Verständnis von Entzündung kann hier helfen, eine Brücke zu schlagen und die Überlappung der Symptome in eine moderne Variante des bio-psycho-sozialen Konzeptes zu integrieren, in dem sowohl Infekt-assoziierte als auch psychosoziale Belastungsfaktoren gemeinsam die Krankheitslast neuroendokrin-immunologisch wie mental bestimmen (▶ Abb. 3.1). Zielführend für diese Integration ist dabei vielleicht weniger die Frage nach der zentralen Ursache für PCS-Symptome als vielmehr die Frage, welche multifaktoriellen und transdiagnostisch wirksamen Mechanismen sowohl bei Infekt-bedingter als auch bei Stress-bedingter Symptomatik greifen können und welche evidenzbasierten Behandlungsweisen wir bereits kennen, die gerade PNI-Pathomechanismen effizient adressieren. Gehen wir also davon aus, dass wie oben hergeleitet die Beziehung zwischen psychosozialer Belastung und PCS eine wechselseitige ist (▶ Abb. 3.1). D. h. PCS generiert hohe Belastung und z. B. depressive Symptomatik, die sich zudem stark mit der Fatigue-Symptomatik überlappt (Weiss et al., 2024). Dabei beeinflussen Angst und Krankheitsverhalten den Behandlungserfolg, z. B. einer antiviralen Therapie, wie aus anderen Kontexten bereits bekannt ist (Wykowski et al., 2019). Hohe Belastung und psychische Erkrankungen begünstigen wiederum neuroendokrin-immune Störungen der Virusabwehr mit nachhaltigen molekular-toxischen Folgen. Eine therapeutische Reduktion psychischer Belastung könnte sich demnach positiv sowohl auf die mentalen als auch auf die immunologischen langfristigen Folgen einer SARS-CoV-2-Infektion auswirken.

3.7.1 Regulierung der angeborenen Immunität durch nicht pharmakologische Interventionen

Wirksam auf diesen Zusammenhang können zunächst einmal kurzfristige und intermittierend ausgelöste Aktivierungen der angeborenen Immunität sein. Sie können die Funktionalität der angeborenen Abwehrmechanismen steigern. Die Anregung der Aktivität und Zytotoxizität von NK-Zellen verbessert dabei z. B. die Firstline Defense und reduziert die Krankheitslast viraler Infekte. Solche Aktivierungen können durch regelmäßige Gymnastik und andere moderat reizende Aktivitäten trainiert werden, was z. B. die NK-Aktivität steigert (Barra et al., 2017). Sie steigern auch immun-protektives Angiotensin 1–7, dass durch die Bindung von SARS-CoV-2 an ACE2 reduziert produziert wird (Frantz et al., 2018). Schließlich sorgen sie für das gleichzeitige Abfallen depressiver und Angst-Symptomatik (Tang et al., 2024) sowie proinflammatorischer Zytokine der angeborenen Immunität wie das IL-6 (Al-Mhanna et al., 2024), während der *Brain-derived neurotrophic factor* (BDNF) ansteigt (da Cunha et al., 2023). Dieser Anstieg wird schon lange mit der Verbesserung depressiver Symptomatik in Zusammenhang gebracht, wobei BDNF zum einen neuroprotektiv ist und sich z. B. positiv auf die kognitive Funktion und auf Angst auswirkt (Keyan & Bryant, 2019). Zum anderen reduziert es oxidativen Stress und damit metabolische Verausgabung bei Entzündung, ein Effekt, der auch durch Entspannungstrainings erreicht werden kann (Gomutbutra et al., 2022). Ähnliche PNI-Effekte werden auch für Lachen (Bennett & Lengacher, 2019), ausreichend Schlaf (Besedovsky et al., 2019) und soziale Unterstützung (Janicki Deverts et al., 2017) berichtet.

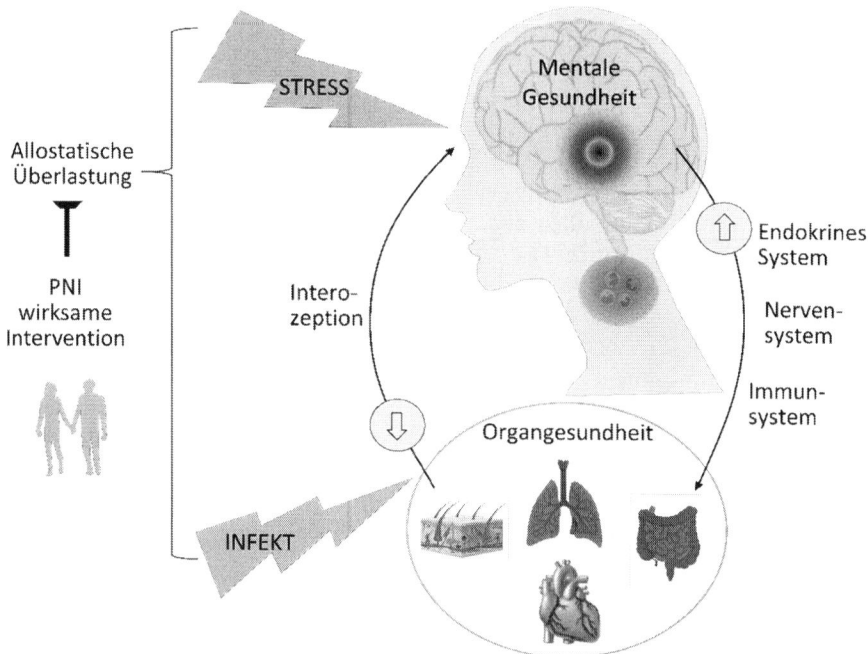

Abb. 3.1: Mögliche Einflüsse psycho-(neuroendokrino-)immunologischer (PNI) Mechanismen beim PCS

3.7.2 Flexibilisierung der erlernten Immunität durch nicht pharmakologische Interventionen

Eine langfristige Flexibilisierung der Immunantwort kann nach aktuellem Studienstand durch Hypnose, Entspannungs- und Körpertherapien sowie *Mindfulness-Based Stress Reduction* und Verhaltenstherapie erreicht werden (Shields et al., 2020). Sie reduzieren nachweislich IL-6, TNF-α und CRP (ebd.), was durch eine antiinflammatorische Diät unterstützt werden kann (Paulsingh et al., 2020). In einer Metaanalyse wird belegt, dass psychointerventionelle Maßnahmen die Zirkulation proinflammatorischer Zytokine reduzieren, Immunzellzahlen und Level antiinflammatorischer Zytokine anheben, und die lymphozytäre wie auch die Antikörperantwort auf Antigene steigern können (Shields et al., 2020). Das PNI-Potenzial der psychodynamischen und systemischen Behandlungsoptionen ist dabei bislang praktisch nicht erforscht. Für das PCS liegen zwar bislang keine direkten Nachweise immunologischer Effekte von psychisch wirksamen Interventionen vor (Schurr et al., 2025) und eine kleine Pilotstudie konnte auch keine Besserung von Haar-Cortisol-Werten ermitteln (Vroegindeweij et al., 2024). Integrierte psychosomatische und rehabilitative Behandlungsansätze versprechen jedoch eine breitere Effizienz und können sogar eine Extremvariante psychoneuroimmunologisch herleitbarer Erschöpfung, die Post-exertionelle Malaise (PEM), die bei bis zu einem Drittel der PCS-Patient:innen auftritt, positiv beeinflussen (Pouliopoulou et al., 2025). Gerade die Überlappungen zwischen Erschöpfungs-, depressiver und allostatischer Symptomatik legen nahe, dass die Kombination von psychosozialen und körpertherapeutischen Interventionen ein besonders hohes Potenzial hat. Die Evidenz für eine transdiagnostische Wirkung von Stress-Reduktion beim PCS, also eine parallele Wirkung auf psychische und somatische Faktoren über die Grenzen von Diagnosen hinweg, ist jedoch noch zu erbringen.

3.8 Vorschlag für ein psychoimmunologisch basiertes bio-psycho-soziales psychosomatisches Modell des PCS

Die erwiesene Effizienz von psychisch und somatisch wirksamen Interventionen im Kontext anderer chronisch inflammatorischer Erkrankungen erlaubt für PCS einen hypothetischen Schritt zu gehen (▶ Abb. 3.1), und die folgende Überlegung anzustellen: Generative neuroendokrine Steuerungsvorgänge der Immunantwort finden gleichzeitig mit sensorisch-mentaler Wahrnehmung immunologischer Vorgänge im Sinne eines interozeptiven Prozesses statt. Bei diesem Vorgang führt allostatische Überlastung zu einer Veränderung von Sollwerten für homöostatische Reflexbögen, die dabei ihre Funktion für die Aufrechterhaltung der Homöostase verlieren und zu maladaptiven neuroendokrin-immunen Stressreaktionsmustern führen. Gleichzeitig kommt es zu einem Verlust des Vertrauens in eine korrekte Interpretation der Körpersignale und damit zu einem seelisch-körperlichen Zustand, den man als erlernten Verlust allostatischer Selbstwirksamkeit bezeichnen könnte. Das heißt, es kommt zum Verlust der Überzeugung der Betroffenen, dass sie auf ihre Körperzustände Einfluss nehmen und die ihnen zugrundeliegenden biologischen Prozesse erfolgreich regulieren können. Allostatische Last, Fatigue und depressive Symptomatik wären in diesem Konzept sequenzielle und ineinander übergehende Reaktionen auf Überlastung, die ihren Ausgang sowohl am einen – dem psychischen – als auch am anderen – dem somatischen – Ende der Kette nehmen können. Im Umkehrschluss ist es möglich, von beiden Seiten der Kette therapeutisch wirksam zu werden und mit der allostatischen Selbstwirksamkeit auch die immunologische Homöostase wiederherzustellen.

3.9 Fazit für die Praxis

Das Verständnis möglicher PNI-Vorgänge beim PCS verdeutlicht, dass es sich um eine komplexe Erkrankung handelt, bei der sich psychische und immunologische Faktoren wechselseitig beeinflussen. Es ist weder eine rein psychogene Erkrankung noch eine rein somatische Erkrankung ohne psychische Implikationen. Die Suche nach wirksamen Interventionen für PCS läuft und schließt psychoimmunologisch wirksame Strategien mit ein (Zeraatkar et al., 2025). Zum gegenwärtigen Zeitpunkt kann allerdings überwiegend aus analogen Krankheitskontexten geschlossen werden, ob und welche Interventionen sowohl mentale als auch immunologische Gesundheit fördern können. Insgesamt sind psychische Symptome ernst zu nehmen, da sie maßgeblich zum Verlust von immunologischer Homöostase beitragen und gleichzeitig Indikatoren für diesen Verlust sind. Zentral für eine verbesserte Versorgung von PCS ist dabei, diese Symptome auch den etablierten wirksamen Behandlungen zuzuführen und nicht aus Sorge vor Stigmatisierung und Fehldiagnosen zum diagnostischen und therapeutischen Skotom psychischer Faktoren beim PCS beizutragen. Eine interdisziplinäre Versorgung ist am besten geeignet, die vielfältigen Symptomausprägungen von PCS personalisiert zu adressieren. Eine optimale Versorgung, die alle PNI-wirksamen Behandlungsoptionen passgenau zu PCS-Betroffenen bringt, reicht von Lebensstilinterventionen über pharmakologische Interventionen und Psychotherapie bis zur Rehabilitation.

3.10 Literatur

Al-Mhanna, S. B., Batrakoulis, A., Hofmeister, M. et al. (2024). Psychophysiological Adaptations to Exercise Training in COVID-19 Patients: A Systematic Review. *Biomed Res Int, 2024:* p. 3325321.

Almulla, A. F., Thipakorn, Y., Zhou, B. et al. (2024). Immune activation and immune-associated neurotoxicity in Long-COVID: A systematic review and meta-analysis of 103 studies comprising 58 cytokines/chemokines/growth factors. *Brain Behav Immun, 122:* p. 75–94.

Amirani, E., Milajerdi, A., Mirzaei, H. et al. (2020). The effects of probiotic supplementation on mental health, biomarkers of inflammation and oxidative stress in patients with psychiatric disorders: A systematic review and meta-analysis of randomized controlled trials. *Complement Ther Med, 49:* p. 102361.

Barra, N. G., Fan I. Y., Gillen, J. B. et al. (2017). High intensity interval training increases natural killer cell number and function in obese breast cancer-challenged mice and obese women. *J Cancer Prev, 22*(4): p. 260–266.

Bennett, M. P., Lengacher, C. (2009). Humor and Laughter May Influence Health IV. Humor and Immune Function. *Evid Based Complement Alternat Med, 6*(2): p. 159–64.

Besedovsky, L., Lange, T., Haack, M. (2019). The sleep-immune crosstalk in health and disease. *Physiol Rev, 99*(3): p. 1325–1380.

Bidhendi-Yarandi, R., Biglarian, A., Karlstad J. L. et al. (2025). Prevalence of depression, anxiety, stress, and suicide tendency among individual with long-COVID and determinants: A systematic review and meta-analysis. *PLoS One, 20*(1): p. e0312351.

Cohen, S., Janicki-Deverts, D., Doyle, W. J. et al. (2012). Chronic stress, glucocorticoid receptor resistance, inflammation, and disease risk. *Proc Natl Acad Sci U S A, 109*(16): p. 5995–9.

da Cunha, L. L., Feter, N., Alt, R. et al. (2023). Effects of exercise training on inflammatory, neurotrophic and immunological markers and neurotransmitters in people with depression: A systematic review and meta-analysis. *J Affect Disord, 326:* p. 73–82.

Dal-Pizzol, F., Kluwe-Schiavon, B., Dal-Pizzol, H. R. et al. (2025). Association of systemic inflammation and long-term dysfunction in COVID-19 patients: A prospective cohort. *Psychoneuroendocrinology, 172:* p. 107269.

Dorczok, M. C., Mittmann, G., Mossaheb, N. et al. (2025). Dietary Supplementation for Fatigue Symptoms in Myalgic Encephalomyelitis/Chronic Fatigue Syndrome (ME/CFS)-A Systematic Review. *Nutrients, 17*(3).

Engelmann, P., Reinke, M., Stein, C. et al. (2024). Psychological factors associated with Long COVID: a systematic review and meta-analysis. *EClinicalMedicine, 74:* p. 102756.

Foley, E. M., Parkinson, J. T., Mitchell, R. E. et al. (2023). Peripheral blood cellular immunophenotype in depression: a systematic review and meta-analysis. *Mol Psychiatry, 28*(3): p. 1004–1019.

Fontes, M. A., Martins Lima, A., Santos, R. A. (2016). Brain angiotensin-(1–7)/Mas axis: A new target to reduce the cardiovascular risk to emotional stress. *Neuropeptides, 56:* p. 9–17.

Frantz, E. D. C., Prodel, E., Braz, I. D. et al. (2018). Modulation of the renin-angiotensin system in white adipose tissue and skeletal muscle: focus on exercise training. *Clin Sci (Lond), 132*(14): p. 1487–1507.

Gomutbutra, P., Srikamjak, T., Sapinun, L. et al. (2022). Effect of intensive weekend mindfulness-based intervention on BDNF, mitochondria function, and anxiety. A randomized, crossover clinical trial. *Compr Psychoneuroendocrinol, 11:* p. 100137.

Guo, Q., Zheng, Y., Shi, J. et al. (2020). Immediate psychological distress in quarantined patients with COVID-19 and its association with peripheral inflammation: A mixed-method study. *Brain Behav Immun, 2020. 88:* p. 17–27.

Hou, Y., Gu, T., Ni, Z. et al. (2025). Global Prevalence of Long COVID, its Subtypes and Risk factors: An Updated Systematic Review and Meta-Analysis. medRxiv.

Janicki Deverts, D., Cohen, S., Doyle, W. J. (2017). Dispositional affect moderates the stress-buffering effect of social support on risk for developing the common cold. *J Pers, 85*(5): p. 675–686.

Keyan, D., Bryant, R. A. (2019). The capacity for acute exercise to modulate emotional memories: A review of findings and mechanisms. *Neurosci Biobehav Rev, 107:* p. 438–449.

Kirschbaum, C. (2022). What to do now that hypocortisol appears to be a predominant sign of long COVID? *Psychoneuroendocrinology, 145:* p. 105919.

Klein, J., Wood, J., Jaycox, J. et al. (2022). *Distinguishing features of Long COVID identified through immune profiling.* medRxiv.

Knapp, S. A. B., Austin, D. S., Aita, S. L. et al. (2024). Neurocognitive and psychiatric outcomes associated with postacute COVID-19 infection without severe medical complication: a meta-analysis. *J Neurol Neurosurg Psychiatry, 95*(12): p. 1207–1216.

Matta, J., Wiernik, E., Robineau, O. et al. (2022). Association of Self-reported COVID-19 Infection and SARS-CoV-2 Serology Test Results With Persistent Physical Symptoms Among French Adults During the COVID-19 Pandemic. *JAMA Intern Med, 182*(1): p. 19–25.

Paulsingh, C. N., Riaz, M. F., Garg, G. et al. (2024). Exploring the Impact of Personalized Nutritional Approaches on Metabolism and Immunity: A Systematic Review of Various Nutrients and Dietary Patterns. *Cureus, 16*(4): p. e58553.

Peters, E. M. J., Rohleder, N. (2024). Psychoimmunologie, in Psychosomatik: Neurobiologisch fundiert und evidenzbasiert, ein Lehr- und Handbuch. Kohlhammer: Stuttgart.

Peters, E. M. J., Schedlowski, M., Watzl, C. et al. (2021). To stress or not to stress: Brain-behavior-immune interaction may weaken or promote the immune response to SARS-CoV-2. *Neurobiol Stress, 14:* p. 100296.

Pouliopoulou, D. V., Hawthorne, M., MacDermid, J. C. et al. (2025). Prevalence and Impact of Post-Exertional Malaise on Recovery in Adults with Post COVID-19 Condition. A Systematic Review with Meta-Analysis. *Arch Phys Med Rehabil.*

Prasanth, M. I., Wannigama, D. L., Reiersen, A. M. et al. (2024). A systematic review and meta-analysis, investigating dose and time of fluvoxamine treatment efficacy for COVID-19 clinical deterioration, death, and Long-COVID complications. *Sci Rep, 14(1):* p. 13462.

Sami, R., Arabi, S., Ghasemi, K. et al. (2023). Post-discharge health assessment in survivors of coronavirus disease: a time-point analysis of a prospective cohort study. *Qual Life Res:* p. 1–13.

Schurr, M., Graf, J., Junne, F. et al. (2025). Psychotherapy in patients with long/post-COVID – A systematic review on the feasibility, acceptability, safety, and efficacy of available and emerging interventions. *J Psychosom Res, 190:* p. 112048.

Shields, G. S., Spahr, C. M., Slavich G. M. (2020). Psychosocial interventions and immune system function: A systematic review and meta-analysis of randomized clinical trials. *JAMA Psychiatry.*

Sidky, H., Hansen, K. A., Girvin, A. T. et al. (2024). Assessing the effect of selective serotonin reuptake inhibitors in the prevention of post-acute sequelae of COVID-19. *Comput Struct Biotechnol J, 24:* p. 115–125.

Tang, J., Chen, L. L., Zhang, H. et al. (2024). Effects of exercise therapy on anxiety and depression in patients with COVID-19: a systematic review and meta-analysis. *Front Public Health, 12:* p. 1330521.

Taquet, M., Luciano, S., Geddes, J. R. et al. (2021). Bidirectional associations between COVID-19 and psychiatric disorder: retrospective cohort studies of 62 354 COVID-19 cases in the USA. *Lancet Psychiatry, 8(2):* p. 130–140.

Vroegindeweij, A., Eijkelkamp, N., van den Berg, S. A. A. et al. (2024). Lower hair cortisol concentration in adolescent and young adult patients with Myalgic Encephalomyelitis/Chronic Fatigue Syndrome and Q-Fever Fatigue Syndrome compared to controls. *Psychoneuroendocrinology, 168:* p. 107117.

Weiss, M., Gutzeit, J., Appel, K. S. et al. (2024). Depression and fatigue six months post-COVID-19 disease are associated with overlapping symptom constellations: A prospective, multi-center, population-based cohort study. *J Affect Disord, 352:* p. 296–305.

Wykowski, J., Kemp, C. G., Velloza, J. et al. (2019). Associations Between Anxiety and Adherence to Antiretroviral Medications in Low- and Middle-Income Countries: A Systematic Review and Meta-analysis. *AIDS Behav, 23(8):* p. 2059–2071.

Yisireyili, M., Uchida, Y., Yamamoto, K. et al. (2018). Angiotensin receptor blocker irbesartan reduces stress-induced intestinal inflammation via AT1a signaling and ACE2-dependent mechanism in mice. *Brain Behav Immun, 69:* p. 167–179.

Zeraatkar, D., Ling, M., Kirsh S. et al. (2025). Interventions for the management of post-COVID-19 condition (long COVID): protocol for a living systematic review and network meta-analysis. *BMJ Open, 15(2):* p. e086407.

Zeraatkar, D., Ling, M., Kirsh, S. et al. (2024). Interventions for the management of long covid (post-covid condition): living systematic review. *BMJ, 387:* p. e081318.

Zhao, Y. J., Jin, Y., Rao, W. W. et al. (2021). The prevalence of psychiatric comorbidities during the SARS and COVID-19 epidemics: a systematic review and meta-analysis of observational studies. *J Affect Disord, 287:* p. 145–157.

Zhou, Y., Yang, C., Zhou, J. et al. (2024). Identifying key biomarkers and therapeutic candidates for post-COVID-19 depression through integrated omics and bioinformatics approaches. *Transl Neurosci, 15(1):* p. 20220360.

4 Kognitive Veränderungen beim Post-COVID-Syndrom: Sinnvoll Testen in der psychotherapeutischen-psychosomatischen Praxis

Eva Morawa

4.1 Einleitung

Gemäß der Definition der Weltgesundheitsorganisation (WHO) ist das Post-COVID-19-Syndrom (Post-Acute Sequelae of COVID-19, PASC) das Fortbestehen oder die Entwicklung neuer Symptome drei Monate nach der initialen SARS-CoV-2-Infektion, die mindestens zwei Monate andauern und sich nicht anders erklären lassen (Koczulla et al., 2021; World Health Organization, 2022).

PASC zeichnet sich durch ein breites Spektrum von Symptomen aus, die als postakute Folgeerscheinungen der SARS-CoV-2-Infektion beobachtet werden können, die entweder fluktuieren oder feststehen, sich erstmals manifestieren oder als langfristige Komplikationen der SARS-CoV-2-Infektion aus der akuten Phase in milder oder schwerer Form fortbestehen (Soriano et al., 2022). Mehr als 200 anhaltende PASC-Symptome sind bereits identifiziert worden (Davis et al., 2023). Beeinträchtigungen kognitiver Leistungen zählen zu den häufigsten Post-COVID-Symptomen (Fernandez-de-Las-Penas et al., 2024).

4.2 Kognitive Beeinträchtigungen beim Post-COVID-Syndrom

4.2.1 Art, Häufigkeit und Risikofaktoren kognitiver Defizite beim Post-COVID-Syndrom

Verschiedene Studien haben gezeigt, dass etwa 20 % der an PASC erkrankten Personen objektiv gemessene Beeinträchtigungen der kognitiven Leistungsfähigkeit aufweisen (Badenoch et al., 2022; van der Feltz-Cornelis et al., 2024). Fast die Hälfte der Patient:innen mit kognitiven Defiziten ist nicht in der Lage, an ihren Arbeitsplatz zurückzukehren, unter den Überlebenden der Intensivstation sogar 90 % (Ceban et al., 2022). Das Ausmaß und das Profil der kognitiven Störungen nach einer SARS-CoV-2-Infektion können sehr heterogen sein (Hampshire et al., 2021).

Aus mehreren Metaanalysen geht hervor, dass zu den häufigsten kognitiven Symptomen bei PASC-Patient:innen der so genannte Gehirnnebel (Brainfog), Gedächtnisprobleme und Aufmerksamkeitsdefizite gehören (Bertuccelli et al., 2022; Crivelli et al., 2022; De Luca et al., 2022; Panagea et al., 2025; Premraj et al., 2022). Zu den vorherrschenden kognitiven Defiziten zählen auch Beeinträchtigungen der exekutiven Funktionen (Bertuccelli et al., 2022; Crivelli et al., 2022; Panagea et al., 2025; Perrottelli et al., 2022) und der Verarbeitungsgeschwindigkeit (Panagea et al., 2025; Perrottelli et al., 2022). Bei den am stärksten betroffenen Gedächtnisfunktionen handelt es sich um verzögerten Abruf und das Lernen (Bertuccelli et al., 2022) sowie das verbale Kurzzeitgedächtnis (Velichkovsky et al., 2023). Bei den exekutiven Funktionen gehören Abstraktion, Inhibition sowie die anhaltende und selektive Aufmerksamkeit zu den am häufigsten beeinträchtigten Fähigkeiten (Bertuccelli et al., 2022). Störungen der visuell-räumlichen Funktionen sind dagegen selten (Bertuccelli et al., 2022; Velichkovsky et al., 2023).

Der Schweregrad der kognitiven Beeinträchtigungen beim PASC ist meistens als leicht bis moderat einzustufen und entspricht den Kriterien der »Leichten kognitiven Störung« (ICD-10 F06.7) (Kohl, 2025), wobei kognitive Probleme sich auch bei PASC-Patient:innen manifestieren können, die einen leichten Verlauf der akuten SARS-CoV-2-Infektion gehabt haben (Panagea et al., 2025).

Es können Diskrepanzen zwischen subjektiv wahrgenommenen und objektiv gemessenen kognitiven Defiziten beobachtet werden (Fjone et al., 2024). Die psychische Gesundheit (insbesondere das Ausmaß der Depressivität) sowie eine mögliche Fatigue sind im Kontext der kognitiven Leistungseinbußen beim PASC zu berücksichtigen (Koczulla et al., 2024). Kognitive Beschwerden können sowohl primäre (= Indikator für eine Funktionsstörung des Gehirns im Zusammenhang mit der COVID-19-Erkrankung) als auch sekundäre Folgen der COVID-19-Erkrankung sein (Folge von Fatigue und psychischen Veränderungen) (ebd.).

Zu den Risikofaktoren für die Entwicklung kognitiver Beeinträchtigungen als Folge der SARS-CoV-2-Infektion gehören u.a.: schwerer Verlauf der COVID-19-Infektion (Zeng et al., 2023), weibliches Geschlecht, Komorbiditäten, frühere psychische Erkrankungen (Efstathiou et al., 2022), höherer BMI (Bonner-Jackson et al., 2024), erhöhte Spiegel der Immunmarker wie CRP, TNF-α und Interleukine (Almulla et al., 2024), während der Erhalt einer Impfung mit einem geringeren Risiko für kognitive Störungen/Symptome assoziiert ist (Gao et al., 2022; van der Feltz-Cornelis et al., 2024).

4.2.2 Verlauf der kognitiven Beeinträchtigungen beim Post-COVID-Syndrom

Kognitive Beschwerden persistieren bei einem substanziellen Anteil von Personen, die eine COVID-19-Erkrankung erlitten haben, auch lange Zeit nach der akuten Infektion. So stellten zwei Jahre nach der SARS-CoV-2-Infektion kognitive Beeinträchtigungen mit 27,6 % nach der Fatigue das zweithäufigste PASC-Symptom dar (Fernandez-de-Las-Penas et al., 2024). In einer großen bevölkerungsbasierten Kohorte in Deutschland war bei 43 % der Patient:innen mit kognitiven Defiziten von der Baseline (Median: 9 Monate nach der akuten Infektion) zum Follow-up-Zeitpunkt (Median: 26 Monate nach der akuten Infektion) keine Remission der kognitiven Probleme zu beobachten. Als signifikante Prädiktoren der Nicht-Genesung wurden männliches Geschlecht, höheres Alter und weniger als 12 Jahre Schulbildung identifiziert, während eine erneute SARS-CoV-2-Infektion keinen signifikanten Einfluss hatte (Hartung et al., 2024).

Bezüglich des Verlaufs der kognitiven Beeinträchtigungen bei PASC-Patient:innen sind inkonsistente Befunde zu konstatieren, die mit großer methodischer Variabilität und heterogener Sample-Zusammensetzung zu erklären sind. Manche Studien zeigen eine signifikante Abnahme der Prävalenz kognitiver Defizite (Shrestha et al., 2024), während andere Untersuchungen eine Zunahme derselben im Verlauf attestieren (van der Feltz-Cornelis et al., 2024) oder zunächst einen Anstieg (3 und 6 Monate nach der akuten Infektion) und im weiteren Verlauf (9 und 12 Monate später) eine Reduktion feststellen (Giussani et al., 2024).

4.2.3 Erklärungsansätze zur Genese kognitiver Leistungseinbußen beim Post-COVID-Syndrom

Die Ätiopathogenese der kognitiven Leistungseinbußen beim PASC bleibt noch immer unklar, es wird jedoch ein multifaktorielles Bedingungsgefüge postuliert. Verschiedene physiopathologische Mechanismen werden mit kognitiven Beeinträchtigungen, die sich beim PASC manifestieren, in Verbindung gebracht, wie z. B. multisystemisches Entzündungssyndrom, oxidativer Stress, Dysregulation des Immunsystems, gestörte Glutamat-Homöostase, Schädigung von Glia und Lymphgefäßen und Degeneration des Hippocampus (Barlattani et al., 2024).

Ein aktuelles Review betont die zentrale Rolle der zerebrovaskulären Dysfunktion bei der Entwicklung kognitiver Symptome beim PASC (Fekete et al., 2025). Der Endotheltropismus von SARS-CoV-2 und direkte vaskuläre Infektion lösen eine endotheliale Dysfunktion aus, eine Beeinträchtigung der neurovaskulären Kopplung und der Blut-Hirn-Schranke, was zu einer beeinträchtigten Durchblutung des Gehirns führt. Darüber hinaus scheint die Infektion eine Dysfunktion der Mitochondrien auszulösen, was den oxidativen Stress und Entzündungen in den zerebralen endothelialen Zellen verstärkt. Die Bildung von Autoantikörpern nach der Infektion verschlimmert möglicherweise auch die neurovaskulären Verletzungen, die zu chronischen Gefäßentzündungen und einer anhaltenden Beeinträchtigung der Blut-Hirn-Schranke beitragen. Diese Faktoren tragen gemeinsam zur Entstehung von Hyperintensitäten der weißen Substanz bei, fördern die Amyloid-Pathologie und können neurodegenerative Prozesse, einschließlich der Alzheimer-Krankheit, beschleunigen.

Ein anderes aktuelles Review unterstreicht die entscheidende Rolle folgender Faktoren bei neuropsychiatrischen COVID-19-Manifestationen: das neuroinvasive Potenzial des Virus, Entzündungsreaktionen und die Rolle des Angiotensin-konvertierenden Enzyms 2 (ACE2) bei der Neuroinflammation (Pacnejer et al., 2024).

4.2.4 Erste Ergebnisse der Erlanger Arbeitsgruppe zu kognitiven Defiziten beim Post-COVID-Syndrom

In einer Studie der Erlanger Arbeitsgruppe wurden das neuropsychologische Profil und die Faktoren untersucht, die mit einem erhöhten Risiko für kognitive Beeinträchtigungen bei PASC-Patient:innen in Verbindung stehen (Morawa et al., 2023). Eine konsekutiv rekrutierte Stichprobe von 110 Patient:innen mit dem Post-COVID-Syndrom (68 % Frauen, Durchschnittsalter 42,5 Jahre (SD = 11,9), Zeitspanne seit der SARS-CoV-2-Infektion 13,5 Monate (SD = 8,3)), die sich zwischen Dezember 2022 und Mai 2023 im Post-COVID-Zentrum des Universitätsklinikums Erlangen vorgestellt haben, wurde einer umfangreichen neuropsychologischen Testbatterie unterzogen. Zusätzlich wurde eine webbasierte Fragebogenbatterie zur Erfassung wichtiger Maße der psychischen Gesundheit (wie z. B. Depressivität) eingesetzt. Insgesamt 12 wichtige kognitive Leistungen wurden mit der neuropsychologischen Testbatterie erfasst, die folgende Testverfahren beinhaltete (in Klammern jeweils die getesteten Leistungen):

- Den Verbalen Lern- und Merkfähigkeitstest, VLMT (verbales Gedächtnis, verzögerter freier Abruf (Verlust der gelernten Wörter im Laufe der Zeit) und die Wiedererkennensleistung) (Helmstaedter et al., 2001).
- Die Zahlenspanne rückwärts, aus der Wechsler Memory Scale – R, WMS-R (numerisches Arbeitsgedächtnis) (Härting et al., 2000).
- Den Trail Making Test, TMT – Teil A + B (die visuell-motorische Verarbeitungsgeschwindigkeit, die Aufmerksamkeit und exekutive Funktionen wie geistige Flexibilität) (Reitan, 1992).
- Den d2-R-Test (Konzentrationsleistung und Verarbeitungsgeschwindigkeit) (Brickenkamp et al., 2010).
- Den Regensburger Wortflüssigkeits-Test, RWT, der Funktionen des divergenten Denkens untersucht (die formal-lexikalische (= phonemische) und die semantische Wortflüssigkeit sowie die Flexibilität innerhalb der Domänen (zwischen Buchstaben oder Kategorien wechseln zu können) (Aschenbrenner et al., 2001).

Eine kognitive Beeinträchtigung in mindestens einem der fünf Tests wurde bei 90,1 % der Patient:innen festgestellt, 30,8 % weisen eine Störung in mehreren Bereichen auf (≥ 3 Tests unter dem Durchschnitt). In ▶ Abb. 4.1 sind die Ergebnisse der neuropsychologischen Testbatterie dargestellt (als Prozentsatz der altersadjustierten Testergebnisse unterhalb der Norm für die einzelnen kognitiven Funktionen). Die am häufigsten beeinträchtigten kognitiven Funktionen waren die Wortflüssigkeit (insbesondere im formal-lexikalischen Bereich, RWT, 47,2 % im unterdurchschnittlichen Bereich), die Arbeitsgeschwindigkeit (d2-R-Test) – 44,8 % unter der Norm, verzögerter freier Abruf (VLMT) – 29,9 % im unterdurchschnittlichen Bereich und Aufmerksamkeit (d2-Test) – 29,2 % weisen eine unterdurchschnittliche Leistung auf.

Im Hinblick auf signifikante Prädiktoren, die mit einer durchschnittlichen kognitiven Leistung assoziiert waren, wurde beobachtet, dass in fast allen kognitiven

4 Kognitive Veränderungen beim Post-COVID-Syndrom

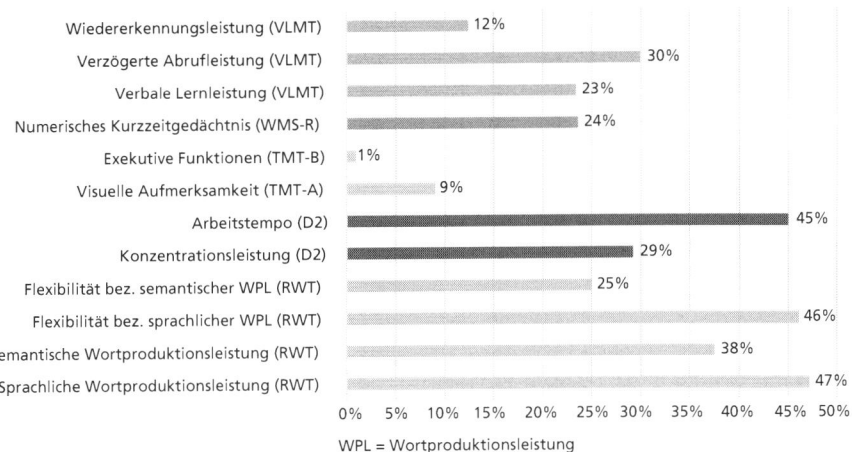

Abb. 4.1: Häufigkeit unterdurchschnittlicher kognitiver Leistungen bei Patient:innen des Post-COVID-Zentrums Erlangen (N = 110).
Die Abbildung wurde basierend auf den Prozentwerten aus der Publikation von Morawa et al., 2023, erstellt.

Domänen ein hohes Bildungsniveau mit einem geringeren Risiko für kognitive Beeinträchtigungen verbunden war. Ein höheres Alter stellte einen Risikofaktor für die Arbeitsgeschwindigkeit und das verzögerte Erinnern sowie einen Schutzfaktor für die Wortflüssigkeit dar. Klinisch relevante depressive Symptome waren mit einem erhöhten Risiko für eine Beeinträchtigung einiger kognitiver Funktionen assoziiert. Unsere Ergebnisse unterstreichen die Bedeutung einer detaillierten neuropsychologischen Beurteilung bei PASC-Patient:innen, da kognitive Folgestörungen bei diesen häufig vertreten waren. Eine differenzierte Untersuchung der kognitiven Beeinträchtigungen ist für eine angemessene Charakterisierung des Post-COVID-Syndroms entscheidend.

4.2.5 Überblick über häufig untersuchte kognitive Funktionen und eingesetzte neuropsychologische Testverfahren

Der Fachliteratur ist zu entnehmen, dass zahlreiche Studien bei PASC-Patient:innen Screening-Verfahren wie v. a. das *Montreal Cognitive Assessment* (MoCA) oder die *Mini-Mental State Examination* (MMSE) eingesetzt haben, um Personen mit beeinträchtigten kognitiven Leistungen zu detektieren (Biagianti et al., 2022; Panagea et al., 2025). Allerdings kann sich die ausschließliche Verwendung von kognitiven Screening-Instrumenten als unzureichend erweisen, da diese nicht für PASC-Patient:innen validiert worden sind und somit eine zu geringe Sensitivität aufweisen können, sodass sie für den Einsatz von PASC-Patient:innen nicht zu empfehlen sind (Schultz et al., 2024).

Verschiedene systematische Reviews haben v. a. folgende kognitive Leistungen unter den bei PASC-Patient:innen am häufigsten untersuchten identifiziert: Teilfunktionen der Domäne Gedächtnis (z. B. Lernleistung, verzögerter Abruf, Arbeitsgedächtnis), Teilfunktionen der Domäne Aufmerksamkeit/Konzentrationsfähigkeit (z. B. selektive Aufmerksamkeit), exekutive Funktionen (z. B. kognitive Flexibilität, Inhibition), Verarbeitungsgeschwindigkeitb, Teilfunktionen der Domäne sprachliche Leistungen (z. B. Wortflüssigkeit) und perzeptuell-motorische Funktionen (Biagianti et al., 2022; Panagea et al., 2025). Eine Auswahl häufig untersuchter kognitiver Leistungen sowie entsprechender eingesetzter Testverfahren bei PASC-Patient:innen ist ▶ Tab. 4.1 zu entnehmen. In dieser Tabelle werden ebenfalls eine im Post-COVID-Zentrum Erlangen verwendete zeitökonomische neuropsychologische Testbatterie (Testdauer: ca. 15–20 Minuten), die mit drei spezifischen validierten Tests vier wichtige, bei PASC-Patient:innen häufig beeinträchtigte kognitive Funktionen erfasst und ferner einfach in der Durchführung und Auswertung ist, sowie die ursprüngliche längere Testbatterie präsentiert.

Des Weiteren sei ebenfalls auf die etablierten PC-gestützten Testsysteme verwiesen, wie z. B. die Testbatterie zur Aufmerksamkeitsprüfung (*TAP*), mit der unterschiedliche Teilaspekte der Aufmerksamkeit sehr differenziert erfasst werden können, oder das Test-Set Kognitive Basistestung (*COGBAT*) des Wiener Testsystems zur Erfassung wichtiger kognitiver Funktionen mit renommierten Verfahren.

4.2.6 Therapieansätze der kognitiven Beeinträchtigungen beim Post-COVID-Syndrom

Kausale neuropsychologische Behandlungen beim PASC fehlen bislang, sodass symptomatische Therapien in Abhängigkeit von der Art der Funktionsbeeinträchtigung empfohlen werden (Koczulla et al., 2024). Die empirische Evidenz für wirksame Interventionen bei kognitiven Beeinträchtigungen im Rahmen des PASC ist bis dato sehr begrenzt und bedarf weiterer Forschung, jedoch sind bereits einige vielversprechende Ansätze zu konstatieren, wie z. B. die multimodale stationäre Rehabilitation (wichtige Bestandteile sind Techniken der kognitiven Verhaltenstherapie, personalisiertes kognitives Training, Atemtherapie, achtsamkeitsbasierte Interventionen und aerobisches Training) (Jobges et al., 2024). Außerdem zeigten laut einem Review (Gorenshtein et al., 2024) auch die non-invasive Hirnstimulation, die hyperbarische Sauerstofftherapie und die pharmakologische Therapie (Palmitoyulethanolamid und Luteolin, PEA-LUT) eine Verbesserung der kognitiven Beeinträchtigung bei PASC-Patient:innen, wobei in anderen Reviews inkonsistente Befunde festgestellt wurden (Melillo et al., 2024; Wu et al., 2024).

Weitere empfehlenswerte Interventionen sind kompensatorische und selbstregulatorische Strategien, verbunden mit Psychoedukation und Strategien für andere gesundheitsbezogene Faktoren, welche das kognitive Funktionsniveau beeinflussen können, wie z. B. Fatigue, Schlafprobleme (Garmoe et al., 2024). Auch die aktualisierte Leitlinie zu Long-/Post-COVID (Koczulla et al., 2024) empfiehlt ähnliche Therapieansätze, nämlich eine spezifische, differenzierte und an den Verlauf adaptierte Therapie, die funktionsorientiertes Training, die Adaptation von

4 Kognitive Veränderungen beim Post-COVID-Syndrom

Tab. 4.1: Ausführliche und zeitökonomische neuropsychologische Testbatterie des Post-COVID-Zentrums Erlangen sowie weitere empfohlene Testverfahren

Testbatterie (Testdauer pro Testverfahren)	Erfasste kognitive Leistung	Vollständige Testbatterie	Zeitökonomische Testbatterie	Weitere empfohlene (Sub)Tests
Verbaler Lern- und Merkfähigkeitstest, VLMT (ca. 10–15 min.)	»Lernleistung«	x		x
	»Konsolidierung/verzögerter Abruf«	x		x
	»Wiedererkennensleistung«	x		x
Trail Making Test, TMT (ca. 5 min.)	Teil A: visuelle Aufmerksamkeit und viso-motorische Verarbeitungsgeschwindigkeit	x		
	Teil B: exekutive Funktionen (geteilte Aufmerksamkeit, kognitive Flexibilität, Arbeitsgedächtnis)	x		
Zahlenspanne rückwärts aus der Wechsler Memory Scale – R, WMS-R (ca. 5 min.)	numerisches Kurzzeitgedächtnis/Arbeitsgedächtnis	x	x	
d2-R-Test, d2-R (ca. 10 min.)	Konzentrationsleistung	x	x	
	Arbeitstempo	x	x	
	(Sorgfalt)	x		
Regensburger Wortflüssigkeits-Test, RWT (ca. 10–15 min.)	formallexikalische (sprachliche) Wortproduktionsleistung	x	x	
	Flexibilität bez. formallexikalischer Wortproduktionsleistung	x		
	semantische (inhaltliche) Wortproduktionsleistung	x		x
	Flexibilität bez. semantischer Wortproduktionsleistung	x		

I Biopsychosoziale Grundlagen

Tab. 4.1: Ausführliche und zeitökonomische neuropsychologische Testbatterie des Post-COVID-Zentrums Erlangen sowie weitere empfohlene Testverfahren – Fortsetzung

Testbatterie (Testdauer pro Testverfahren)	Erfasste kognitive Leistung	Vollständige Testbatterie	Zeitökonomische Testbatterie	Weitere empfohlene (Sub)Tests
Testbatterie zur Aufmerksamkeitsprüfung, TAP (je nach Untertest zwischen 1, 45 min. und 30 min.)	Alertness, Daueraufmerksamkeit, Vigilanz, verdeckte Aufmerksamkeitsverschiebung, geteilte Aufmerksamkeit, Augenbewegung, visuelles Scanning, Gesichtsfeld- und Neglect-Prüfung, crossmodale Integration, Flexibilität, Go/No-Go, Inkompatibilität, Arbeitsgedächtnis			x
Kognitive Basistestung, COGBAT (ca. 50 min.)	Neuropsychologische Basisdiagnostik: Aufmerksamkeit (Alertness, geteilte Aufmerksamkeit und Verarbeitungsgeschwindigkeit), Langzeitgedächtnis und exekutive Funktionen (verbales Arbeitsgedächtnis, kognitive Flexibilität und Planungsfähigkeit)			x
Gesamttestdauer		ca. 40–50 Minuten	ca. 15–20 Minuten	–

72

Kompensationsstrategien und Verhaltensaspekte im Umgang mit kognitiven Beeinträchtigungen inkludieren sollte. Das Energiemanagement spielt eine wichtige Rolle bei kognitiven Problemen und häufig komorbider Fatigue (Fine et al., 2022). So können Strategien zur Zeiteinteilung und Energieeinsparung in Betracht gezogen werden, z. B. die Aufteilung einer längeren Aufgabe in kleine Schritte mit vernünftigen Pausen. Bei Gedächtnis- und Organisationsproblemen können bewährte Restitutions- und Kompensationstechniken angewandt werden, die bei Patient:innen mit Gehirnerschütterung oder Schädelhirntrauma zum Einsatz kommen, z. B. das Anfertigen von Notizen, die Verwendung eines Planers oder einer Telefon-App. Weitere Maßnahmen zielen auf die Einhaltung einer angemessenen Schlafdauer, die Bewältigung von Stress und die Steigerung der körperlichen Aktivität ab. Die Interventionen sollten eine Kombination aus Abhilfe durch direktes Training, metakognitive Strategien und kompensatorische Techniken (z. B. Notizbücher, Alarme) umfassen (ebd.), wobei auch der Krankheitsverarbeitung im Kontext neuropsychologischer Interventionen große Beachtung geschenkt werden sollte (Kohl, 2025).

Insgesamt ist zur Behandlung kognitiver Beeinträchtigungen, die im Zusammenhang mit dem PASC stehen, eine individualisierte/patient:innenzentrierte, domänenspezifische kognitive Rehabilitation, welche einen multidisziplinären Ansatz verfolgt und holistische Interventionen einsetzt, die kognitive Probleme angehen, körperliche Gesundheit sowie Bewältigung und Adaptation unterstützen, indiziert (Schultz et al., 2024). Im ambulanten Setting kann bei leichtgeradigen kognitiven Problemen ein (digitales) personalisiertes kognitives Training z. B. mit der Applikation Neuronation empfohlen werden (*NeuroNation*), die durch die Krankenkasse bei der Diagnose F06.7 (leichte kognitive Störung) übernommen wird. Das Training erfolgt in Abhängigkeit der Ergebnisse der vorangeschalteten ausführlichen Leistungstestung mit dem Ziel, die defizienten Domänen gezielt anzusprechen.

4.3 Fazit für die Praxis

Kognitive Beschwerden gehören zu den häufigsten Post-COVID-Symptomen und persistieren über einen langen Zeitraum nach der akuten Infektion. Eine adäquate neuropsychologische Testbatterie, die aus validierten und sensitiven Testverfahren besteht, erscheint daher bei PASC-Patient:innen unerlässlich, um die multiplen beeinträchtigten kognitiven Domänen detektieren und entsprechende Behandlungen einleiten zu können.

Folgende Empfehlungen können basierend auf der Studienlage, den Leitlinien und klinischer Expertise für das neuropsychologische Assessment sowie die Therapie der kognitiven Beeinträchtigungen bei PASC-Patient:innen formuliert werden:

- Der Einsatz von Screening-Verfahren wie dem MoCA ist aufgrund der zu geringen Sensitivität und der nicht zielgruppenspezifischen Validierung v. a. bei < 60-jährigen Personen nicht zu empfehlen.
- Eine Anamnese bezüglich neurokognitiver Symptome und des zeitlichen Zusammenhangs zu einer durchgemachten SARS-CoV-2-Infektion sollte im Rahmen der Diagnostik erfolgen.
- Bei Hinweisen auf kognitive Leistungseinbußen sollte eine umfassende neuropsychologische Untersuchung stattfinden. Dazu sind validierte spezifische neuropsychologische Testverfahren zur Untersuchung der wichtigsten und am häufigsten beeinträchtigten kognitiven Funktionen wie v. a. Aufmerksamkeit, Gedächtnis, Verarbeitungsgeschwindigkeit, exekutive Funktionen und Wortflüssigkeit zu empfehlen.
- Als Referenz für die erreichte Leistung sollten bevölkerungsrepräsentative bzw. Normwerte aus den Testmanualen herangezogen werden, die für Alter, Geschlecht und falls möglich Bildungsniveau adjustiert worden sind. Falls diese nicht vorhanden sind, sollten Werte von demografisch ähnlichen Kontrollgruppen verwendet werden.
- Um Veränderungen der kognitiven Leistungsfähigkeit im Verlauf beobachten zu können, sind Wiederholungen der neuropsychologischen Testung indiziert.
- Es sollten sowohl subjektive kognitive Beschwerden als auch objektive Beeinträchtigungen der kognitiven Leistungen erfasst werden.
- Die Ausprägung von Fatigue, PEM (Post-exertionelle Malaise) und depressiver Symptome sollte mit validierten PROMs (Patient-Reported Outcome Measures) miterfasst werden.
- Komorbide Erkrankungen und Beschwerden wie Fatigue, Depression, Schlafprobleme sollten berücksichtigt werden.
- Da die PASC-Patient:innen häufig unter Fatigue, PEM und Depressionen leiden, sollte eine kurze Testbatterie eingesetzt und nach Bedarf Pausen bzw. weitere Untersuchungstermine angeboten werden.
- Im ambulanten Setting kann bei leichtgeradigen kognitiven Problemen ein (digitales) personalisiertes kognitives Training, z. B. mit der Applikation Neuronation, empfohlen werden.
- Zur Behandlung schwerwiegender kognitiver Beeinträchtigungen kann eine patient:innenzentrierte und domänenspezifische, multimodale stationäre Rehabilitation empfohlen werden, die einen multidisziplinären Ansatz verfolgt sowie funktionsorientiertes Training, die Adaptation von Kompensationsstrategien und Verhaltensaspekten im Umgang mit kognitiven Beschwerden inkludiert und auch die Krankheitsverarbeitung berücksichtigt.
- Da Energiemanagement eine wichtige Rolle bei kognitiven Problemen und häufiger komorbider Fatigue spielt, sollten Strategien zur Zeiteinteilung und Energieeinsparung und bei Gedächtnis- und Organisationsproblemen bewährte Restitutions- und Kompensationstechniken angewandt werden.

4.4 Literatur

Almulla, A. F., Thipakorn, Y., Zhou, B. et al. (2024). Immune activation and immune-associated neurotoxicity in Long-COVID: A systematic review and meta-analysis of 103 studies comprising 58 cytokines/chemokines/growth factors. *Brain Behav Immun*, 122, 75–94. https://doi.org/10.1016/j.bbi.2024.07.036

Aschenbrenner, S., Tucha, O., & Lange, K. W. (2001). *Regensburger Wortflüssigkeits-Test (RWT)*. Göttingen u. a.: Hogrefe.

Badenoch, J. B., Rengasamy, E. R., Watson, C. et al. (2022). Persistent neuropsychiatric symptoms after COVID-19: a systematic review and meta-analysis. *Brain Commun*, 4(1), fcab297. https://doi.org/10.1093/braincomms/fcab297

Barlattani, T., Celenza, G., Cavatassi, A. et al. (2024). Neuropsychiatric Manifestations of COVID-19 Disease and Post Covid Syndrome: The Role of N Acetyl-cysteine and Acetyl-L-carnitine. *Curr Neuropharmacol*. https://doi.org/10.2174/011570159X343115241030094848

Bertuccelli, M., Ciringione, L., Rubega, M. et al. (2022). Cognitive impairment in people with previous COVID-19 infection: A scoping review. *Cortex*, 154, 212–230. https://doi.org/10.1016/j.cortex.2022.06.002

Biagianti, B., Di Liberto, A., Nicolò Edoardo, A. et al. (2022). Cognitive Assessment in SARS-CoV-2 Patients: A Systematic Review. *Front Aging Neurosci*, 14, 909661. https://doi.org/10.3389/fnagi.2022.909661

Bonner-Jackson, A., Vangal, R., Li, Y. et al. (2024). Factors Associated with Cognitive Impairment in Patients with Persisting Sequelae of COVID-19. *Am J Med*. https://doi.org/10.1016/j.amjmed.2024.01.021

Brickenkamp, R., Schmidt-Atzert, L., Liepmann, D. (2010). *Test d2 – Revision. Aufmerksamkeits- und Konzentrationstest*. Göttingen u. a.: Hogrefe.

Ceban, F., Ling, S., Lui, L. M. W. et al. (2022). Fatigue and cognitive impairment in Post-COVID-19 Syndrome: A systematic review and meta-analysis. *Brain Behav Immun*, 101, 93–135. https://doi.org/10.1016/j.bbi.2021.12.020

COGBAT (Kognitive Basistestung). https://www.schuhfried.com/tests/klinisch-neuropsychologische-diagnostik/

Crivelli, L., Palmer, K., Calandri, I. et al. (2022). Changes in cognitive functioning after COVID-19: A systematic review and meta-analysis. *Alzheimers Dement*, 18(5), 1047–1066. https://doi.org/10.1002/alz.12644

Davis, H. E., McCorkell, L., Vogel, J. M. et al. (2023). Long COVID: major findings, mechanisms and recommendations. *Nat Rev Microbiol*, 21(3), 133–146. https://doi.org/10.1038/s41579-022-00846-2

De Luca, R., Bonanno, M., & Calabrò, R. S. (2022). Psychological and Cognitive Effects of Long COVID: A Narrative Review Focusing on the Assessment and Rehabilitative Approach. *J Clin Med*, 11(21). https://doi.org/10.3390/jcm11216554

Efstathiou, V., Stefanou, M. I., Demetriou, M. et al. (2022). Long COVID and neuropsychiatric manifestations (Review). *Exp Ther Med*, 23(5), 363. https://doi.org/10.3892/etm.2022.11290

Fekete, M., Lehoczki, A., Szappanos, A. et al. (2025). Cerebromicrovascular mechanisms contributing to long COVID: implications for neurocognitive health. *Geroscience*. https://doi.org/10.1007/s11357-024-01487-4

Fernandez-de-Las-Penas, C., Notarte, K. I., Macasaet, R. et al. (2024). Persistence of post-COVID symptoms in the general population two years after SARS-CoV-2 infection: A systematic review and meta-analysis. *J Infect*, 88(2), 77–88. https://doi.org/10.1016/j.jinf.2023.12.004

Fine, J. S., Ambrose, A. F., Didehbani, N. et al. (2022). Multi-disciplinary collaborative consensus guidance statement on the assessment and treatment of cognitive symptoms in patients with post-acute sequelae of SARS-CoV-2 infection (PASC). *Pm r*, 14(1), 96–111. https://doi.org/10.1002/pmrj.12745

Fjone, K. S., Stubberud, J., Buanes, E. A. et al. (2024). Objective and subjective cognitive status after intensive care unit treatment for COVID-19. *Brain Behav Immun Health*, 38, 100786. https://doi.org/10.1016/j.bbih.2024.100786

Gao, P., Liu, J., & Liu, M. (2022). Effect of COVID-19 Vaccines on Reducing the Risk of Long COVID in the Real World: A Systematic Review and Meta-Analysis. *Int J Environ Res Public Health*, 19(19). https://doi.org/10.3390/ijerph191912422

Garmoe, W., Rao, K., Gorter, B. et al. (2024). Neurocognitive Impairment in Post-COVID-19 Condition in Adults: Narrative Review of Current Literature. *Arch Clin Neuropsychol*, 39(3), 276–289. https://doi.org/10.1093/arclin/acae017

Giussani, G., Westenberg, E., Garcia-Azorin, D. et al. (2024). Prevalence and Trajectories of Post-COVID-19 Neurological Manifestations: A Systematic Review and Meta-Analysis. *Neuroepidemiology*, 58(2), 120–133. https://doi.org/10.1159/000536352

Gorenshtein, A., Liba, T., Leibovitch, L. et al. (2024). Intervention modalities for brain fog caused by long-COVID: systematic review of the literature. *Neurol Sci*, 45(7), 2951–2968. https://doi.org/10.1007/s10072-024-07566-w

Hampshire, A., Trender, W., Chamberlain, S. R. et al. (2021). Cognitive deficits in people who have recovered from COVID-19. *EclinicalMedicine*, 39, 101044. https://doi.org/10.1016/j.eclinm.2021.101044

Härting, C., Markowitsch, H. J., & Neufeld, H. et al. (2000). *WMS-R. Wechsler Gedächtnistest – Revidierte Fassung. Manual. Deutsche Adaptation der revidierten Fassung der Wechsler Memory Scale*. Bern: Hans Huber.

Hartung, T. J., Bahmer, T., Chaplinskaya-Sobol, I. et al. (2024). Predictors of non-recovery from fatigue and cognitive deficits after COVID-19: a prospective, longitudinal, population-based study. *EclinicalMedicine*, 69, 102456. https://doi.org/10.1016/j.eclinm.2024.102456

Helmstaedter, C., Lendt, M., & Lux, S. (2001). *Verbaler Lern- und Merkfähigkeitstest*. Göttingen: Beltz Test.

Jobges, M., Tempfli, M., Kohl, C. et al. (2024). Neuropsychological outcome of indoor rehabilitation in post-COVID-19 condition-results of the PoCoRe study. *Front Neurol*, 15, 1486751. https://doi.org/10.3389/fneur.2024.1486751

Koczulla, A. R., Ankermann, T., Behrends, U. et al. (2021). [S1 Guideline Post-COVID/Long-COVID]. *Pneumologie*, 75(11), 869–900. https://doi.org/10.1055/a-1551-9734 (S1-Leitlinie Post-COVID/Long-COVID.)

Koczulla, A. R., Ankermann, T., & Behrends, U. (2024). S1-Leitlinie »Long/Post-Covid« unter Federführung der Deutschen Gesellschaft für Pneumologie und Beatmungsmedizin e.V. https://register.awmf.org/assets/guidelines/020-027l_S1_Long-Post-Covid_2024-06_1.pdf

Kohl, C. (2025). Neurologische Erkenntnisse/kognitive Störungen bei Post-COVID. In A. Kupferschmitt & V. Köllner (Eds.), *Post-Covid erfolgreich therapieren. Manual zur Patientenschulung und Unterstützung der Krankheitsverarbeitung*. (S. 33–37). Elsevier GmbH.

Melillo, A., Perrottelli, A., Caporusso, E. et al. (2024). Research evidence on the management of the cognitive impairment component of the post-COVID condition: a qualitative systematic review. *Eur Psychiatry*, 67(1), e60. https://doi.org/10.1192/j.eurpsy.2024.1770

Morawa, E., Krehbiel, J., Borho, A. et al. (2023). Cognitive impairments and mental health of patients with post-COVID-19: A cross-sectional study. *J Psychosom Res*, 173, 111441. https://doi.org/10.1016/j.jpsychores.2023.111441

NeuroNation. https://www.neuronation.com/?lang=de

Pacnejer, A. M., Butuca, A., Dobrea, C. M. et al. (2024). Neuropsychiatric Burden of SARS-CoV-2: A Review of Its Physiopathology, Underlying Mechanisms, and Management Strategies. *Viruses*, 16(12). https://doi.org/10.3390/v16121811

Panagea, E., Messinis, L., Petri, M. C. et al. (2025). Neurocognitive Impairment in Long COVID: A Systematic Review. *Arch Clin Neuropsychol*, 40(1), 125–149. https://doi.org/10.1093/arclin/acae042

Perrottelli, A., Sansone, N., Giordano, G. M. et al. (2022). Cognitive Impairment after Post-Acute COVID-19 Infection: A Systematic Review of the Literature. *J Pers Med*, 12(12). https://doi.org/10.3390/jpm12122070

Premraj, L., Kannapadi, N. V., Briggs, J. et al. (2022). Mid and long-term neurological and neuropsychiatric manifestations of post-COVID-19 syndrome: A meta-analysis. *J Neurol Sci*, *434*, 120162. https://doi.org/10.1016/j.jns.2022.120162

Reitan, M. R. (1992). *Trail Making Test. Manual for Administration, Scoring, and Interpretation*. Tucson, Arizona: Reitan Neuropsychology Laboratory.

Schultz, K. R., McGrath, S., Keary, T. A. et al. (2024). A multidisciplinary approach to assessment and management of long COVID cognitive concerns. *Life Sci*, *357*, 123068. https://doi.org/10.1016/j.lfs.2024.123068

Shrestha, A., Chen, R., Kunasekaran, M. et al. (2024). The risk of cognitive decline and dementia in older adults diagnosed with COVID-19: A systematic review and meta-analysis. *Ageing Res Rev*, *101*, 102448. https://doi.org/10.1016/j.arr.2024.102448

Soriano, J. B., Murthy, S., Marshall, J. C. et al. (2022). A clinical case definition of post-COVID-19 condition by a Delphi consensus. *Lancet Infect Dis*, *22*(4), e102–e107. https://doi.org/10.1016/s1473-3099(21)00703-9

TAP *(Testbatterie zur Aufmerksamkeitsprüfung)*. https://www.psytest.net/de/testbatterien/tap/zielsetzung

van der Feltz-Cornelis, C., Turk, F., Sweetman, J. et al. (2024). Prevalence of mental health conditions and brain fog in people with long COVID: A systematic review and meta-analysis. *Gen Hosp Psychiatry*, *88*, 10–22. https://doi.org/10.1016/j.genhosppsych.2024.02.009

Velichkovsky, B. B., Razvaliaeva, A. Y., Khlebnikova, A. A. et al. (2023). Attention and memory after COVID-19 as measured by neuropsychological tests: Systematic review and meta-analysis. *Acta Psychol (Amst)*, *233*, 103838. https://doi.org/10.1016/j.actpsy.2023.103838

World Health Organization (2022). *Post COVID-19 condition (Long COVID)*. https://www.who.int/europe/news-room/fact-sheets/item/post-covid-19-condition

Wu, B. Q., Liu, D. Y., Shen, T. C. et al. (2024). Effects of Hyperbaric Oxygen Therapy on Long COVID: A Systematic Review. *Life (Basel)*, *14*(4). https://doi.org/10.3390/life14040438

Zeng, N., Zhao, Y. M., Yan, W. et al. (2023). A systematic review and meta-analysis of long term physical and mental sequelae of COVID-19 pandemic: call for research priority and action. *Mol Psychiatry*, *28*(1), 423–433. https://doi.org/10.1038/s41380-022-01614-7

5 Post-COVID und ME/CFS – eine Wahrnehmungsfrage? Kann uns die Predictive Coding-Theorie helfen?

Henning Schauenburg

5.1 Einleitung

Die SARS-CoV-2-Pandemie ging oft mit langwierigen Krankheitsverläufen einher. Eine besondere Herausforderung liegt heute in der Verlaufsform, die dem klassischen Krankheitsbild der Myalgischen Enzephalitis/Chronisches Fatigue-Syndrom (ME/CFS) ähnelt. Bisher existiert kein somatisches Krankheitsmodell, das die Breite der Verlaufsformen und Beschwerden ursächlich erklären kann. Wie bei jeder Erkrankung, aber insbesondere bei chronischen Syndromen, besteht die Notwendigkeit der Entwicklung komplexerer Krankheits-, Verarbeitungs- und Behandlungsmodelle, auch unter Einbeziehung von Körperwahrnehmung und biografischen Aspekten. Die neurobiologisch fundierte Theorie des »Predictive Codings« ist ein möglicher, komplexe somatopsychische Wechselwirkungen erklärender Ansatz. Eine Nutzung dieser weiterentwickelten Theorien der Wahrnehmung und des Handelns könnte zu einer hilfreicheren Sicht auf z. B. Erschöpfungsphänomene und auch zu verbesserten therapeutischen Unterstützungsmaßnahmen führen, ohne dass es einseitig Festlegungen zur »rein psychologischen« Ursache der Phänomene unangemessen befördert.

5.2 Lage und Zahlen

Wenngleich nach dem Ende der SARS-CoV-2-Pandemie als im Sinne eines Überganges zu einer endemischen Erkrankung ein großer Teil der infizierten Menschen ohne merkliche negative Gesundheitsfolgen genesen ist, leidet dennoch ein Teil der Betroffenen unter besonders langwierigen und komplexen Verlaufsbildern. Die Prävalenz liegt bei 6,5–10 %, davon 20 % mit besonders schwerem Verlauf, die Behandlungsprävalenz bei Hausärzten lag 2022 bei 0,5 % und ist seitdem auf 0,29 % zurückgegangen (Zentralinstitut KV, 2025). Es gab und gibt wenig verlässliche Vorhersagemöglichkeiten für deren Auftreten. Wir wissen, dass Impfung schützt und psychische Vorerkrankungen und ängstliche Krankheitserwartungen die Wahrscheinlichkeit erhöhen (Hallek et al., 2023) Zur medialen und manchmal ärztlich verstärkten Angstthematik äußern sich Vogt & Garner (2023).

Auch die ursprüngliche Schwere ist zwar für länger dauernde Long-COVID-Symptome, aber nicht für ME/CFS-ähnliche Langzeitverläufe prädiktiv (Bahmer et al., 2022). Die folgenden Überlegungen beziehen sich nun vor allem auf solche längeren Verläufe (> 3 Monate, nach aktueller Terminologie »Post-COVID-Störung«) und insbesondere auf die kleinere, aber wichtige Untergruppe, die in einen maximal chronifizierten Verlauf (insbesondere von Erschöpfung und Kraftlosigkeit) mündet, allgemein als Chronisches Fatigue-Syndrom bzw. Myalgische Enzephalomyelitis (ME/CFS) bekannt, das als Kriterien eine Vielzahl von lang dauernden Symptomen (besonders Erschöpfung, Schlafstörungen, kognitive Beeinträchtigungen) beinhaltet und, erst zuletzt neu hinzugefügt, eine Belastungsintoleranz (Post-exertionelle Malaise – PEM) hat (AWMF S1-Leitlinie, 2022).

Wissenschaftlich exakte Aussagen über die Prävalenz solcher Beschwerde- und Krankheitsbilder zu treffen ist besonders schwer: Die Beschwerden sind oft unspezifisch, lassen sich nicht zu einer klaren Nosologie fügen und können auch jenseits von COVID-Infektionen vorkommen. Die vielfältigen methodischen Probleme und auch Fehler bei den Erhebungen zur Prävalenz von Post-COVID-Syndromen (z. B. keine Kontrolle von Baseline-Symptomen, keine Kontrolle des Serostatus und der Schwundquote, Inanspruchnahme-Bias, nicht verblindete Untersucher etc.) tragen zum Fehlen einer guten Evidenzbasis bei (Hoeg et al., 2024).

5.3 Fragen und »Feindbilder«

SARS-CoV-2-Infektionen verlaufen insgesamt öfter langwierig. Sie können zudem mit Körperschädigungen einhergehen, die nur langsam ausheilen. Hinzu kommt, dass nach der Infektion weitere körperliche Erkrankungen wie ischämische Infarkte, Embolien etc. gehäuft auftreten können. Die langen Verläufe führen zudem zu erheblichen psychischen Beeinträchtigungen, die durch soziale Belastungen (nicht zuletzt auch Lockdown und soziale Isolierung) zusätzlich befördert werden. Wir finden also insgesamt eine Situation mit vielfältigen Wirkungen und Wechselwirkungen vor, weshalb sich Long-/Post-COVID besonders anbietet, um komplexe Krankheits- und Chronifizierungsmodelle zu diskutieren.

Schon in den 1950er Jahren, als erstmals im Umfeld der Kinderlähmung der Begriff Myalgische Enzephalitis geprägt wurde und in den 1980er Jahren, als das Chronische Fatigue-Syndrom hinzukam, spalteten die genannten Erschöpfungsbilder die medizinische Welt. Einerseits gab es engagierte Vertreter:innen einer vermuteten körperlichen Erkrankung, andererseits Skeptiker:innen, vor allem aus den psychosozialen Fächern, die hinter diesen Phänomenen psychische Ursachen vermuteten. Das Offensichtliche, dass es dabei auch um komplexe Wechselwirkungen gehen musste, wurde wenig diskutiert. Die genannte Spaltung führte im England der 1990er Jahre zu Auseinandersetzungen um die Einordnung von ME/CSF und deren Behandlung. Es gab damals schon, nach vielen Forschungsanstrengungen, Hinweise, dass es sich nicht um eine neuromuskuläre Erkrankung handelte (Wessely & Powell, 1989) und z. B. verhaltenstherapeutische Strategien zur Behandlung erfolgsversprechend waren. Der in diesem Rahmen entwickelte Vorschlag von gestufter und begrenzter Aktivierung (Graded Exercise, »Envelope Therapy = nicht zu viel und nicht zu wenig Training«) zeigte bei vielen Patient:innen gewisse Ergebnisse (aktuell Ingman et al., 2022). Auf der anderen Seite wurden entsprechende psychosomatisch orientierte Forscher:innen und Kliniker:innen oft heftig attackiert, weil ihnen von einem Teil der Patient:innen zugeschrieben wurde, sie als psychisch krank abzuwerten, zu fehldiagnostizieren und damit zumindest für eine Verlängerung ihres Leides mitverantwortlich zu sein.

Diese Auseinandersetzungen flammten im Umfeld des Post-COVID-Phänomens wieder auf. Die dabei teilweise auffällige Unerbittlichkeit des Streites erschwert die Diskussion und die Erarbeitung umfassender Therapiestrategien. Dies ist besonders wichtig, weil bisher über lange Zeiträume der Befassung leider kein eindeutiges Krankheitsbild, keine spezifischen Marker und auch keine ursächliche Behandlungsmethode für die genannten Syndrome gefunden wurden. Das ist auf der einen Seite für die Betroffenen von schweren Verläufen dramatisch, auf der anderen Seite eine Realität, die auch für die medizinische Forschung herausfordernd ist.

5.4 Ätiologische Probleme

SARS-CoV-2 kann vielfältige Schädigungen des Körpers verursachen und benötigt in einigen Fällen langwierige Rehabilitation. Es gibt auch einige gut reproduzierbare, z. B. immunologische Auffälligkeiten unmittelbar nach einer COVID-Infektion. Eine Korrelation mit der jeweiligen Ausprägung, z. B. der Erschöpfungssymptomatik bei Patient:innen, mit deren teils großen Schwankungen und mit den chronifizierten oder sogar sich verschlechternden Verläufen konnte allerdings bisher nicht gezeigt werden. Die unübersehbare Anzahl von Befunden (Restviren, Gefäßschäden, Lungenschäden, Hypocortisolismus etc.) zeigen meist »kleine« Effekte, sind nicht selten schwer reproduzierbar und verschwinden oft im Verlauf der Infektion, trotz bei einigen Patient:innen weiter bestehenden subjektiv hoch belastenden Symptomen. Diese Befunde tragen erheblich zur Verunsicherung der Betroffenen bei und schicken sie auf immer neue »Reisen«, zu meist vergeblichen, manchmal teuren und vor allem umstrittenen Behandlungsversuchen (siehe Plasmapherese). Enge körperliche Ursachenzuschreibungen tragen auf ihre Weise zu weiterer Chronifizierung bei (Rozenkrantz et al., 2022) und sie haben das Potenzial, auch eine in manchen Fällen hilfreiche oder notwendige psychosomatische und psychotherapeutische Unterstützung zu behindern (Sarter et al., 2021).

Die geringe Belastbarkeit bisheriger körperlicher oder laborchemischer Befunde für die Erklärung der Erschöpfungssymptomatik und die angedeutete Vorhersagekraft von psychischer Belastung im Vorfeld werfen also die Frage auf, ob es hilfreichere psychosomatische Modelle gibt, die sowohl dem Anteil der körperlichen Symptome als auch dem subjektiven Erleben der Betroffenen und deren Wechselwirkung stärker Rechnung tragen.

Was die Versuche zur psychischen »Mit-Erklärung« angeht, so denkt man zunächst an das Modell einer frühen biografisch, nicht selten traumatisch entstandenen Verunsicherung mit rasch entstehenden ängstlichen »Katastrophen«erwartungen bei den Betroffenen. Solche Befürchtungen spielen bei vielen psychosomatischen Störungsbildern eine Rolle. Besonders gut bekannt ist dies bei chronischen Schmerzstörungen. Eine Abkehr von der strikten Gegenüberstellung von »körperlich« vs. »psychisch«, die über lange Zeit den therapeutischen Fortschritt behindert hat, war hier besonders erfolgreich. Erst dann können sich auch kontraintuitive Sichtweisen als hilfreich erweisen (z. B.: »Bei manchem Schmerz ist Bewegung sehr hilfreich«.) und die möglichen Einflüsse von Ängsten und Überzeugungen lassen sich besser prüfen.

Viele Menschen mit schwierigen Post-COVID-Verläufen bzw. ME/CFS weisen z. B. lebenslang eine hohe Leistungsorientierung und oft auch eine besonders sozial ausgerichtete Lebens- bzw. Berufshaltung auf. Für sie ist das Ertragen einer chronischen Erschöpfung und das subjektive Erleben von Versagen besonders quälend und schwer erträglich. Gleichzeitig lindert das Erschöpfungserleben auf der anderen Seite auch Angst und bedrohliches Erleben.

Weiter kann die Erschöpfung als körperlicher Ausdruck depressiv erlebter Hilflosigkeit und Ohnmacht gesehen werden, wobei letztere oft nicht bewusst wahrgenommen werden. In diesem Sinn wäre die Erschöpfung nicht allein als Symptom, sondern als komplexe Emotion zu verstehen. Sie drückt die Lähmung aus, die einsetzt, wenn Handlungsimpulsen subjektiv eine zu geringe Erfolgswahrscheinlichkeit gegeben wird. Hier liegt der Bezug zum Konzept der gelernten Hilflosigkeit nahe.

Solche Beobachtungen treffen insgesamt auf einige Patient:innen zu und helfen, auslösende Konstellationen (Kränkungen, berufliche Belastungen, Verluste) zu verstehen. Viele erleben aber solche »Zuschreibungen«, trotz des dahinter liegenden Wunsches nach Verstehen, als diskriminierend. Zudem reichen biografische Aspekte oft nicht aus, um das Ausmaß der Beschwerden und auch seiner Schwankungen zu erklären.

Lemogne et al. (2023) schlagen deshalb vor, dass der genannte künstliche Gegensatz von körperlicher und seelischer Ursache in der Post-COVID-Diskussion fallen gelassen werden sollte. Sie nehmen Bezug auf die Kardiologie, wo die Tatsache, dass eine Depression den Verlauf einer Koronaren Herzerkrankung negativ beeinflusst, ja auch nicht impliziert, dass letztere psychischen Ursprungs ist.

5.5 Neue Krankheitsmodelle

In den Neurowissenschaften wird seit längerem ein hier konzeptionell möglicherweise hilfreiches Modell der Funktionsweise des Gehirns diskutiert. Es geht um das Konzept des »Predictive Codings (PC)« (auch »Predictive Processing«), das zurückgeht auf ursprüngliche Annahmen von Helmholtz (Gehirn als Energiespar- und Vorhersage»maschine«) und das vom englischen Psychiater Karl Friston als »Free-Energy-Principle« ausformuliert wurde (Friston, 2010, Darstellung auch bei Solms, 2021).

Die Grundüberlegung des Modells ist uns vertraut: Das menschliche Gehirn gleicht ständig unbewusst eigene Wahrnehmungen mit aus Wahrscheinlichkeitserfahrungen resultierenden Vorannahmen (sog. »Priors«) ab. Es wird dabei geprüft, ob die Wirklichkeit der sensorischen aber auch interozeptiven »Bottom-up«-Signale, also unserer bewussten unbewussten Wahrnehmung von »Reizen«, den Vorhersagen entspricht. Die Detektion von hierbei unausweichlich gefundenen Vorhersagefehlern (Prediction Errors) ermöglicht erst zielgerichtetes Handeln. Das treibende Prinzip hierbei ist der »Wunsch« des Gehirns, die Menge an freier Energie (definiert als das Ausmaß an Vorhersagefehlern, auch als »Überraschung« konzipiert, Freud hätte vielleicht von »Unlust« gesprochen) möglichst gering zu halten, die Vorhersage also ständig zu verbessern, um energiesparende innere Gleichgewichtszustände herzustellen. Zugespitzt besagt die Theorie zudem, dass erst Vorhersagefehler überhaupt bewusste Wahrnehmung ermöglichen. Was genau so abläuft, wie unbewusst vorhergesagt, geschieht eher unbemerkt, außerhalb des Bewusstseins.

Teilweise »füllt« das Gehirn automatisch eigenständig Wahrnehmungslücken mit solchen Vorannahmen auf und generiert sinnhafte Szenarien und Erklärungsmodelle. Hierbei kommt es, wie schon angedeutet, zu hierarchisch angeordneten komplexen Interaktionen zwischen vorgefassten »Konzepten« (vor allem zur Bewältigung schneller Ereignisabläufe, Top-down) und neu gemachten (sensorischen, interozeptiven) Wahrnehmungen (Bottom-up). Menschen entscheiden unbewusst, aufgrund von Wahrscheinlichkeitserfahrungen über bestimmte Vorannahmen, die einfach (»heiß ist gefährlich«) aber auch komplex (»wenn ich klage, werde ich gehört/nicht gehört«) sein können. Es gehen dabei auf der hierarchisch hoch angesiedelten interpersonellen Ebene z. B. Vorerfahrungen mit signifikanten Bezugspersonen mit ein. Bezüge bestehen also zu dem, was in der Psychoanalyse als Objektrepräsentanz und in der Bindungstheorie als »inneres Arbeitsmodell von Bindung« bezeichnet wird.

Es gibt drei relevante Größen in diesem Modell: die Erwartung (Prior), die tatsächliche Beobachtung/Wahrnehmung und die Interpretation (Posterior). Deren Form und Verhältnis zueinander ist wichtig. Z. B. je diffuser und unsicherer die wahrgenommenen sensorischen Signale sind, desto mehr rückt die Interpretation der Wahrnehmung (Posterior) an den »Prior« heran (also z. B. »dieses unbestimmte Körpergefühl ist ein Zeichen für Müdigkeit, von der ich apriori ausgehe«). Bei einem sehr präzisen Prior (»ich gehe fest davon aus, dass ich müde bin!«) kommt es umgekehrt dazu, dass selbst bei einer abweichenden Wahrnehmung die Interpretation kaum von der Vorannahme abrückt. Eine diffuse Apriori-Erwartung (»ich weiß nicht genau, was dieses Gefühl bedeutet«) führt dazu, dass eine Interpretation sehr viel leichter mit einer differenzierten Körperwahrnehmung in Einklang zu bringen ist, vorausgesetzt eine solche findet in ausreichender Genauigkeit statt, also

z. B.: »Ich fühle mich ein bisschen matt, aber das hat auch mit einem Gefühl von Hilflosigkeit zu tun und ich muss nach Lösungen dagegen suchen.«

Ebenso spielt Angst eine wesentliche Rolle. Je bedrohlicher eine Apriori-Erwartung erlebt wird, desto stärker werden sensorische Wahrnehmungen fokussiert (»sensorische Amplifikation«), im Sinn eines überpräzisen Priors interpretiert (»bestimmt ist … ein Zeichen einer gefährlichen Krankheit) und gewinnen dann große Macht bzw. können gar nicht mehr ausgeblendet werden (Joffe & Elliott, 2023).

Predictive Coding hat viele Bezüge zu grundlegenden Themen der Philosophie, der Psychologie und der kognitiven Neurowissenschaften. Zu nennen wäre hier die psychologische Feldtheorie (»Streben des Menschen nach ›abgerundeten Gestalten‹«, Kurt Lewin), das Konstrukt der Reduktion kognitiver Dissonanz, Aspekte des Konstruktivismus (Selbsterschaffung der Wirklichkeitswahrnehmung), der Kybernetik (Steuerung durch Rückkopplung und Abweichungskorrektur), der Systemtheorie (komplexe Interaktion verschiedener Hierarchieebenen) und nicht zuletzt von Weizsäckers Gestaltkreis (Steuerung der Umweltwahrnehmung durch den Organismus und der Organismus»erregung« durch die Umwelt). Innovativ ist das Modell, insofern es primär strikt neurophysiologisch basiert ist und tatsächlich ermöglichen könnte, verallgemeinerbare und v.a. berechenbare Modelle von Wahrnehmungs- und Verarbeitungsprozessen auf allen hierarchischen Ebenen des Gehirns auch experimentell belegen zu können (Stephan et al., 2016). Die PC-Theorie wird auch kritisch diskutiert (z. B. Staadt et al., 2020). Dem Konzept wird dennoch insgesamt eine zukunftsbestimmende Rolle innerhalb der Theorien des menschlichen Bewusstseins zugesprochen.

Klinisch diskutiert wird die PC-Theorie u. a. bei somatoformen (Schmerz-)Störungen (Sensibilisierung der Wahrnehmung bestätigender Körpersymptome durch organisches Zuschreibungsmodell, Henningsen et al., 2018, van den Bergh et al., 2020), aber auch bei der Depression (Verzerrte/reduzierte Vorannahmen zur Belohnungserwartung, Chekroud, 2015) und beim Autismus (Überbetonung des Vertrauens in »periphere« Reizwahrnehmung und nicht in generalisierte Modelle, z. B. Vermeulen, 2023), aber auch bei stark somatisch geprägten Erkrankungen, wie dem Tinnitus (Schilling et al., 2023), der Migräne (Schwiedrzik & Ruff, 2020) sowie anderen Krankheitsbildern. Der Vollständigkeit halber muss aber gesagt werden, dass die Verwendungen der Theorie in diesem Rahmen weniger experimentell belegt als konzeptuell bzw. »metaphorisch« geschieht.

5.6 Erschöpfung und Predictive Coding

Wie lassen sich diese Annahmen über das Gehirn mit der hier interessierenden Frage der subjektiven Wahrnehmung von Erschöpfung verknüpfen?

Man kann, wie beschrieben, davon ausgehen, dass das Individuum sich komplexe innere Modelle der eigenen (inneren und äußeren) Umwelt schafft, die sparsames Wahrnehmen und Handeln ermöglichen. Gleichzeitig steuert Handeln selbst in die Richtung der Energieersparnis, im Konzept »Aktive Schlussbildung – Active Inference« genannt: wir (oder etwas Unbewusstes in uns) sehen, was wir sehen möchten. Dies geschieht automatisch und unbedingt. So wie wir z. B. nicht verhindern können, unvollständig abgebildete Buchstaben in unserer Wahrnehmung entsprechend unserer Erwartung/Erfahrung zu Worten zu vervollständigen. Und hierzu gehört im Übrigen auch, dass sich die aktive Schlussbildung unbewusst auch durch Angleichung vegetativer Reaktionen vollziehen kann. Diese gleichen dann die körperliche Reaktion den Vorannahmen an, um den Vorhersagefehler zu verringern: z. B. posturale Tachykardie als Ausdruck innerlich vorweg genommener Anstrengung, aber natürlich auch als körperliches Äquivalent von Erwartungs*angst*. Hier bestehen Bezüge zum Konditionierungs-Paradigma.

Ein weiteres naheliegendes und gut bekanntes Phänomen ist die zunehmende Fokussierung der Wahrnehmung auf ganz bestimmte, scheinbar bestätigende Körperphänomene (sensorische Amplifikation).

Die angenommenen Mechanismen des Predictive Codings stellen also die Annahme auf den Kopf, dass wir unsere Wahrnehmung aus sensorischen Basiserfahrungen (wie muskulärer Schwäche) generieren. Vielmehr ist es so, dass eine Vorannahme, eben ein »Prior«, bzw. einer von vielen Priors sowie die entsprechenden Korrekturerfahrungen ein generisches Modell konstruieren, das bestimmt, *was* wir *wie* wahrnehmen. In diesem Sinn würde das umfassende, körperlich nicht zu erklärende Erschöpfungserleben bei ME/CFS auch Ausdruck von zu starken »Priors« sein.

Für die Wahrnehmung von Erschöpfung sind dabei zwei Umgebungen relevant, die Wahrnehmung der »muskulären« Ebene und die Wahrnehmung unserer Handlungszuversicht oder auch Selbstwirksamkeit (Stephan et al., 2016). Neue Studien (z. B. Greenhouse-Tucknott et al., 2022) zeigen, dass subjektives Erschöpfungserleben stark vom Verhältnis von muskulärer Schwäche (objektivierbar, z. B. durch Laktatmessung) zu parallelem Selbstwirksamkeitserleben abhängt. Letzteres wiederum kann auch von wiederholten »Vorhersagefehlern« beeinträchtigt werden. In unserem Fall wäre dies ein ohnmächtiges Erleben ausgeprägter und besonders lang andauernder Schwäche durch langen Infektionsverlauf. Und der daraus wachsende Selbstwirksamkeitsverlust trägt zusätzlich zum Erschöpfungserleben bei. Das heißt, dass ein *Gefühl* der Erschöpfung auch schon bei »objektiv« niedriger muskulärer Ermüdung auftreten kann, wenn nur das subjektive Wirksamkeitserleben niedrig genug ist. Solche Prozesse der unbewussten Generalisierung von Körperwahrnehmungen können hypothetisch bei ME/CFS-ähnlichen Verläufen einer Post-COVID-Symptomatik eine verstärkende Rolle spielen. Hier wiederum besteht erneut eine Nähe zum Konzept der gelernten Hilflosigkeit.

Einschränkend muss gesagt werden, dass diese Überlegungen noch keine Erklärung dafür geben können, *warum* solche Prozesse bei einigen Menschen eine Rolle spielen und bei anderen nicht. Inwieweit hier dann auch Persönlichkeitsfaktoren hineinspielen, ist erst im Ansatz untersucht (z. B. erhöhtes Risiko bei vorbestehenden psychischen Erkrankungen).

5.7 Therapeutische Aspekte

Ein solches Erwartungshaltungen und subjektives Wahrscheinlichkeitserleben einbeziehendes Krankheitsmodell hat vielfältige Auswirkungen auf den therapeutischen Umgang mit den schwer belasteten Patient:innen.

Primär wichtig ist die Reduktion von Angst durch eine genaue Information über das Krankheitsbild und auch die realistischen Folgen von COVID-Infektionen (Gewebeschäden dauerhafter Art sind selten). Dabei sollten ungünstig verstärkende Strategien, wie z. B. die unbedingte Suche nach körperlichen Ursachen für die Symptomatik oder auch angstmachende negative Prognoseschilderungen vermieden werden. Bakken et al. (2023) beschreiben an Patient:innen, die von ME/CFS genesen sind, welche zentrale Rolle die Aufgabe des körperlichen Krankheitsmodelles und die damit einhergehende Entängstigung dabei spielt.

Weiter sollte eine Aufklärung über die Bedeutung subjektiver Erschöpfungswahrnehmung erfolgen. Insgesamt geht es auch um die Beförderung verbesserter Wahrnehmung eigener emotionaler Zustände bei gleichzeitiger Einübung von Gelassenheit (Achtsamkeit).

Dabei sollte die Therapie multidisziplinär erfolgen und physio- bzw. bewegungstherapeutische, symptombegrenzende pharmakologische und vor allem psychotherapeutische Elemente enthalten. Ein gewisser Mindestumfang an Begleitung ist auch deshalb sinnvoll, weil die Patient:innen besonders vulnerabel sind hinsichtlich des Erlebens, im Stich gelassen zu werden (daher auch die Stigmatisierungsfurcht).

Die Vermittlung von Hoffen und der Umgang mit bzw. das Begleiten (Pacing) der ubiquitären Erschöpfung ist dabei besonders wichtig. Der Eindruck ist, dass die nicht selten zu findende Ablehnung des gestuften Trainings viel damit zu tun hat, dass dieses zwar empfohlen, aber nicht angemessen begleitet wird. Zur Begleitung gehört deshalb über das Begrenzen von Selbstüberforderung die genannten generalisierenden »Top-down-Bewertungen« (»ich bin erschöpft«) vorsichtig zu »mobilisieren«.

Nicht selten entwickeln die Betroffenen im Übrigen eine Art »Nullsummenspiel-Modell« (»der Gewinn des einen ist der Verlust des anderen«), d. h. Kraftverausgabung wird als unwiederbringlicher Verlust erlebt. Die Diskussion solcher Befürchtungen und deren Relativierung (auch aus Aktivität, sogar aus Erschöpfung, kann Kraft wachsen) sowie die langsame Veränderung von Erwartungshaltungen (Lasselin et al., 2018) und Symptomwahrnehmung (Van den Houte et al., 2017) gehören, wie schon gesagt, deshalb zum Vorgehen. Noch einmal: Die Reduktion der Angst, sich selbst durch Anstrengung körperlich zu schaden, ist dabei besonders wichtig.

Die Veränderung von lange und unbewusst gewachsenen »Priors« braucht Zeit. Insgesamt ist das Ernst-Nehmen der subjektiven Körperwahrnehmung die Voraussetzung für die Thematisierung ggf. anderer biografischer, familiärer oder sozialer Problemstellungen, für die dann klassische psychotherapeutische Herangehensweisen (zur Stärkung der Selbstwirksamkeit) genutzt werden können.

Es bleibt dabei: Für die meisten Betroffenen ist zunächst und auch über längere Zeiträume ein vorsichtiges Erweitern der Kräfte wichtig, damit zunehmend Erschöpfung nicht mehr generell als »Katastrophe« wahrgenommen wird und selbstwirksamkeitsstärkende Erfolgserlebnisse möglich sind.

Für einige Patient:innen überwiegt lange das Erleben von Ohnmacht und die Erfahrung von plötzlichem massivem Energieverlust, sodass sich, wie erwähnt, die einfache Verordnung von »Training« auch negativ auswirken kann. Fehler im Sinne des »Übertrainings« (relativ zur vorhandenen krankheits- oder später »modell«bedingten Resterschöpfung) zusammen mit der erwähnten »Nullsummenphilosophie« und der ebenfalls beschriebenen »sensorischen Amplifikation« bei den leistungsorientierten Betroffenen sind oft Anlass für frustrierende Rückschläge. Jeder erlebte Rückfall (»Crash«, d.h. Post-exertionelle Malaise) sollte deshalb genau betrachtet werden und nicht zuletzt auch auf Aspekte von akut beeinträchtigter Selbstwirksamkeit im obigen Sinn geprüft werden.

Die Hoffnung ist, dass das beschriebene Verständnis zu einem annehmbaren psychosomatischen Erklärungsmodell im eigentlichen Sinn und auch zu besseren Auswegen aus festgefügten und blockierenden und meist biografisch (manchmal traumatisch) entstandenen inneren Überzeugungen zu gelangen und damit im physischen wie psychischen Sinn zur (Wieder-)Erlangung von Selbstakzeptanz und Kraft.

5.8 Fazit für die Praxis

Es gibt diverse körperliche Schäden, die den tendenziell langwierigeren Verlauf vieler COVID-Erkrankungen erklären können. Für das schwer chronifizierte und manchmal zu Invalidität führende Bild des ME/CFS gibt es solche Befunde bisher nicht.

Diese Arbeit stellt ein neurophysiologisch basiertes Modell vor, das dem Bewusstsein und der Wahrnehmung körperlicher Signale eine spezifische Rolle bei der Entstehung solcher chronifizierten Erschöpfung zuweist. Aus dieser Perspektive wird empfohlen, die ungünstigen Krankheitsmodelle der Betroffenen zu relativieren und geduldig an der Körperwahrnehmung und vor allem an den ängstlichen Befürchtungen der Betroffenen anzusetzen. Dabei sollte es immer zentral sein, für zum Teil hochbelastete Patient:innen begleitend da zu sein, eine individuelle und kollaborative Behandlungsplanung vorzunehmen und auch der Hilflosigkeit der Patient:innen und deren Angehörigen sowie auch der eigenen Hilflosigkeit im Angesicht starken Leids menschlich, aber dennoch professionell zu begegnen.

5.9 Literatur

Bahmer, T., Borzikowsky, C., Lieb, W. et al. (2022). Severity, predictors and clinical correlates of Post-COVID syndrome (PCS) in Germany: A prospective, multi-centre, population-based cohort study. *eClinicalMedicine 51*, 101549, ISSN 2589–5370, https://doi.org/10.1016/j.eclinm.2022.101549.

Bakken, A. K., Mengshoel, A. M., Synnes, O. et al. (2023). Acquiring a new understanding of illness and agency: a narrative study of recovering from chronic fatigue syndrome. *International Journal of Qualitative Studies on Health and Well-Being, 18*(1). https://doi.org/10.1080/17482631.2023.2223420

Checkroud, A. M. (2015). Unifying Treatments for Depression: an Application of the Free-Energy Principle. *Frontiers in Psychol, 6*,153. https://doi.org/10.3389/fpsyg.2015.00153

Davis, H. E., McCorkell, L., Vogel, J. M. et al. (2023). Long COVID: major findings, mechanisms and recommendations. Nat Rev Microbiol. https://doi.org/10.1038/s41579-022-00846-2

Engelmann, P., Löwe, B., Brehm, T. T. et al. (2022). Risk factors for worsening of somatic symptom burden in a prospective cohort during the COVID-19 pandemic. *Front Psychol, 13*, 1022203 https://doi.org/10.3389/fpsyg.2022.1022203

Friston, K. (2010). The free-energy principle: a unified brain theory. *Nature Reviews Neuroscience, 11*(2), 127–138. https://doi.org/10.1038/nrn2787

Greenhouse-Tucknott, A., Butterworth, J. B., Wrightson, J. G. et al. (2022). Toward the unity of pathological and exertional fatigue: A predictive processing model. *Cogn Affect Behav Neurosci, 22*(2), 215–228. https://doi.org/10.3758/s13415-021-00958-x

Hallek, M., Adorjan, K., Behrends, U. et al. (2023). Post-COVID-Syndrom. *Dtsch Arztebl Int, 120*, 48–55. https://doi.org/10.3238/arztebl.m2022.0409

Henningsen, P., Zipfel, S., Sattel, H. et al. (2018). Management of Functional Somatic Syndromes and Bodily Distress. *Psychother Psychosom, 87*(1), 12–31. https://doi.org/10.1159/000484413

Høeg, T. B., Ladhani, S., Prasad, V. (2024). How methodological pitfalls have created widespread misunderstanding about long COVID. *BMJ Evidencebased Medicine, 29*, 142–146. https://doi.org/10.1136/bmjebm-2023-112338

Ingman, T., Smakowski, A., Goldsmith, K. et al. (2022). A Systematic Literatur Review of Randomized Controlled Trials Evaluating Prognosis Following Treatment for Adult Chronic Fatigue Syndrome. *Psychol Med, 52*(14), 2917–2929. https://doi.org/10.1017/s0033291722002471

Joffe, A., Elliott, A. (2023). Long COVID as a functional somatic symptom disorder caused by abnormally precise prior expectations during Bayesian perceptual processing: A new hypothesis and implications for pandemic response. *SAGE Open Medicine, 11*, 1–29. https://doi.org/10.1177/20503121231194400

Lasselin, J., Petrovic, P., Olsson, M. J. et al. (2018). Sickness behavior is not all about the immune response: Possible roles of expectations and prediction errors in the worry of being sick. *Brain Behav Immun, 74*, 213–221. https://doi.org/10.1016/j.bbi.2018.09.008

Lemogne, C., Gouraud, C., Pitron, V. et al. (2023). Why the hypothesis of psychological mechanisms in long COVID is worth considering. *J Psychosom Res 165*:111135. https://doi.org/10.1016/j.jpsychores.2022.111135

Rozenkrantz, L., Kube, T., Bernstein, M. H. et al. (2022). How beliefs about coronavirus disease (COVID) influence COVID-like symptoms? – A longitudinal study. *Health Psycholog, 41*(8), 519–526. https://doi.org/10.1037/hea0001219

Sarter, L., Heider, J., Kirchner, L. et al. (2021). Cognitive and emotional variables predicting treatment outcome of cognitive behavior therapies for patients with medically unexplained symptoms: A meta-analysis. *J Psychosom Res, 146*, 110486. https://doi.org/10.1016/j.jpsychores.2021.110486

Schilling, A., Sedley, W., Gerum, R. et al. (2023). Predictive coding and stochastic resonance as fundamental principles of auditory phantom perception. *Brain, 146* (12), 4809–4825 https://doi.org/10.1093/brain/awad255

Schwiedrzik, C. M., & Ruff, C. C. (2020). The predictive brain and its relation to migraine: a neurophysiological framework. *Cephalalgia, 40*(1), 3–12.

Solms, M. (2021). *The Hidden Spring. A Journey to the Source of Consciousness.* London: Profile.

Staadt, P., Philipp, S., Cremers, J. L. et al. (2020). Perception of the difference between past and present stimulus: A rare orientation illusion may indicate incidental access to prediction error-like signals. *Plos One.* https://doi.org/10.1371/journal.pone.0232349

Stephan, K. E., Manjaly, Z. M., Mathys, C. D. et al. (2016). Allostatic Self-efficacy: A Metacognitive Theory of Dyshomeostasis-Induced Fatigue and Depression. *Front Hum Neurosci, 550.* https://doi.org/10.3389/fnhum.2016.00550

Van den Bergh, O., Witthöft, M., & Van Diest, I. (2020). Symptom Perception From a Predictive Processing Perspective. *Clinical Psychology in Europe, 2*(1), e2553. http://dx.doi.org/10.32872/cpe.v1i4.35952

Van Den Houte, M., Bogaerts, K., Van Diest, I. et al. (2017). Inducing Somatic Symptoms in Functional Syndrome Patients: Effects of Manipulating State Negative Affect. *Psychosom Med, 79*(9), 1000–1007. https://doi.org/10.1097/psy.0000000000000527

Vermeulen, P. (2023). *Autism and the Predictive Brain.* London: Routledge

Vogt, H., Garner, P. (2023). ›Long covid‹ and how medical information is causing illness: A philosophical issue affecting public health. *J Eval Clin Pract.* 1–4. https://doi.org/10.1111/jep.13934

Wessely, S., Powell, R. (1989). Fatigue Syndromes: Fatigue syndromes: a comparison of chronic »postviral« fatigue with neuromuscular and affective disorders. *J Neurol Neurosurg Psychiatry, 52* (8), 940–48 https://doi.org/10.1136/jnnp.52.8.940

Zentralinstitut für die kassenärztliche Versorgung in Deutschland (2025, 2. Januar). Deskription von Post-COVID-Patient:innen (bundesweit, Q2 2024), Zugriff am 19.7.2025

II Psychotherapeutische Zugänge

6 Psychotherapie und Rehabilitation beim Post-COVID-Syndrom

Volker Köllner

6.1 Einleitung

Auch wenn die Akutphase der COVID-19-Pandemie überwunden ist, stellen Folgeerkrankungen wie das Post-COVID-Syndrom (PCS) nach wie vor eine Herausforderung dar. Kernsymptome sind Fatigue, kognitive Störungen, Atem- und Herzkreislaufbeschwerden sowie psychische Symptome und chronische Schmerzen (Lopez-Leon et al., 2021; Marchi et al., 2023; Morawa et al., 2023; Koczulla et al., 2024). Genaue epidemiologische Zahlen fehlen immer noch, aber selbst, wenn nur 1 % der akut Infizierten ein klinisch relevantes Post-COVID-Syndrom (PCS) entwickeln, ist von über einer halben Million Betroffener in Deutschland auszugehen. Das PCS stellt somit eine enorme Herausforderung für das Gesundheitssystem und die Sozialversicherungen dar. Da häufig hochqualifizierte Berufstätige betroffen sind, ist damit zu rechnen, dass sich das PCS auch verschärfend auf den Fachkräftemangel auswirken wird. Angesichts des oft chronischen Verlaufs der Erkrankung und des Fehlens einer kurativen medikamentösen Behandlungsmöglichkeit gewinnt die Entwicklung rehabilitativer Programme und Strategien zur psychotherapeutischen Begleitung zunehmend an Bedeutung (Trefzer et al., 2023).

Ein multimodales, interdisziplinär und bio-psycho-sozial orientiertes Behandlungsangebot, das sowohl körperliche als auch psychische Symptome berücksichtigt und den Fokus auf die Krankheitsbewältigung legt (z.B. Kupferschmitt et al., 2022; Frisc et al., 2023), hat sich aber als erfolgsversprechend erwiesen (Kupferschmitt et al, 2023). Hier kann auf bewährte Konzepte, z.B. aus dem Bereich der Therapie chronischer Schmerzen oder der Psychokardiologie, zurückgegriffen werden. Der Beitrag von Schauenburg in diesem Band zeigt, dass auch theoretische Konzepte zur Symptom-Chronifizierung beim PCS für einen solchen multimodalen Ansatz sprechen.

6.2 Bio-psycho-soziales Konzept der Chronifizierung beim PCS

Grundlage einer multimodalen Therapie und Rehabilitation ist ein bio-psychosoziales Krankheitskonzept (Henningsen & Köllner, 2023). Hierbei wird nicht von einer Psychogenese des Störungsbildes ausgegangen, sondern es werden komplexe bio-psycho-soziale Wechselwirkungen angenommen, die bei anderen Störungsbildern bereits empirisch gut belegt sind. Psychische Symptome sind gut belegt, sowohl Risikofaktoren für die Entwicklung eines PCS, wenn sie schon vor der Infektion bestanden (Tsampasian et al., 2023), als auch häufig ein Teil des PCS-Symptomkomplexes (Shanbehzadeh et al., 2021; Marchi et al., 2023). Als paradigmatisch kann hier die Evidenzlage in der Psychokardiologie angesehen werden: Vorbestehende psychische Störungen, wie z.B. eine Depression oder eine posttraumatische Belastungsstörung gehören zu den Risikofaktoren für die Entwicklung einer koronaren Herzerkrankung. Gleichzeitig können diese Störungen aber auch als Folge der Herzerkrankung entstehen oder unabhängig komorbid davon bestehen und den somatischen Krankheitsverlauf verschlechtern. So entstehen zahlreiche Wechselwirkungen, die aber gleichzeitig auch therapeutische und rehabilitative Einflussfaktoren darstellen (Kindermann et al., 2024).

Ein solches bio-psycho-soziales Rahmenkonzept ist in ▶ Abb. 6.1 dargestellt. Als somatische Hypothesen (»Blackbox«) werden hierbei insb. folgende diskutiert:

1. Chronische Entzündung und Autoimmunität,
2. Viruspersistenz und dadurch andauernde Stimulation/Alarmbereitschaft des Immunsystems,
3. Beeinträchtigung der Funktion von Endothelien und Aktivierung der Blutgerinnung.

Neben den somatischen Mechanismen spielen psychische und Kontextfaktoren wie die Erwartungen des Umfeldes, die eigene Leistungserwartung und das vorherige Leistungsniveau eine wesentliche Rolle. Hieraus lassen sich bereits jetzt effektive Handlungsmöglichkeiten ableiten. Lag prämorbid ein hohes Leistungsniveau mit entsprechender Verausgabungsbereitschaft vor, so führt die Post-COVID-assoziierte Leistungsminderung aufgrund der eigenen Erwartungshaltung zu Selbstüberforderung mit wiederholten Frustrationserfahrungen. Folgen sind Frustration, depressive Verstimmung und ein erhöhtes Anspannungsniveau, was sich wiederum aktivierend auf das Immunsystem auswirkt (siehe Beitrag von Peters in diesem Band), und die Post-COVID-Symptomatik verstärken kann. Gleichsam führen wiederholte Selbstüberforderungen zu Vermeidungsverhalten mit Folgen der Dekonditionierung und Verstärkung von körperlicher Fatigue und Dyspnoe. Diese können wiederum (Versagens-)Ängste auslösen, die über die bei Angsterkrankungen typische Hyperventilationsneigung Dyspnoe verstärken und über ein erhöhtes Arousal Schmerzen mit bedingen. Zusätzlich sind eine verstärkte Symptom-Attribution auf COVID-19 als Folge des öffentlichen Aufmerksamkeitsfokus sowie vor allem der oben beschriebene Prozess des Predictive Codings zu beachten. Weitere psychische Risikofaktoren sind vorbestehende psychische Erkrankungen (z. B. Depression, Angst), bereits vor der Infektion bestehende ausgeprägte Erschöpfung, Einsamkeit sowie individuelle Krankheitstheorien. Als soziale bzw. Kontextfaktoren sind eine sozioökonomische Unsicherheit sowie unzureichende soziale Unterstützung zu benennen. Dies bedeutet, dass der psychosomatischen Mitbetreuung in dieser Patient:innengruppe eine besondere Bedeutung zukommt. Diese sollte bei der Rehabilitation auch in den somatischen Indikationen in entsprechender Dosis vorgehalten werden, was inzwischen von der DRV in einem Eckpunktepapier zur Rehabilitation beim PCS auch so gefordert wird (DRV Bund, 2023).

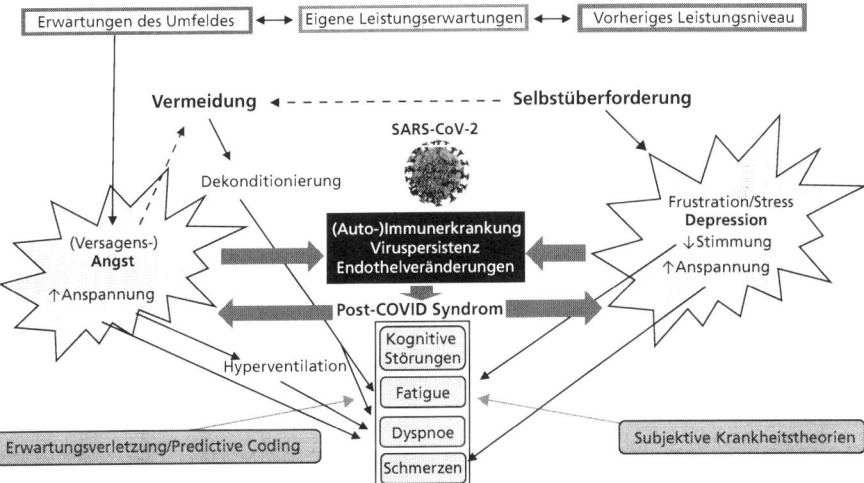

Abb. 6.1: Bio-psycho-soziales Rahmenkonzept zur Aufrechterhaltung der PCS-Symptomatik (nach Henningsen & Köllner, 2023)

6.3 Konzepte und Methoden zur Psychotherapie beim PCS

Aus dem oben dargestellten Modell lassen sich die im Folgenden dargestellten psychotherapeutischen Strategien ableiten. Die praktische Umsetzung in einem Konzept zur gruppentherapeutischen Unterstützung der Krankheitsverarbeitung beim PCS findet sich im Beitrag von A. Kupferschmitt in diesem Band (▶ Kap. 8) und bei Kupferschmitt und Köllner (2025).

6.3.1 Psychoedukation

Über die Folgen der COVID-19-Pandemie besteht ein zumeist emotionalisierter gesellschaftlicher und politischer Diskurs, wobei widersprüchliche Informationen vor allem in den sozialen Medien verunsichernd auf die Betroffenen wirken. Oft erschwert die Annahme, dass bei Post-COVID ausschließlich somatische Mechanismen die Symptomatik bedingen, die Krankheitsverarbeitung, da so »Warten auf das Wundermittel« als einzige Option impliziert wird. Salzmann et al. (2024) konnten zeigen, dass sowohl übertriebene Befürchtungen von Nebenwirkungen im Sinne eines Nocebo-Effektes als auch übertrieben positive Behandlungserwartungen das Ergebnis einer Rehabilitation negativ beeinflussen. Daher kommt – ähnlich wie in der Schmerztherapie – der initialen Psychoedukation eine besondere Bedeutung, auch im Sinne eines Erwartungsmanagements, zu. So erschließen sich unter Zuhilfenahme des multifaktoriellen Rahmenmodells über die reine Somatik hinausgehende Ansatzpunkte zur Krankheitsbewältigung. Eine Zusammenstellung psychoedukativer Inhalte findet sich z. B. bei Kupferschmitt und Köllner (2025).

6.3.2 Avoidance/Endurance

Ein für die klinische Arbeit mit Post-COVID-Patient:innen hilfreiches, aus der Schmerztherapie adaptiertes Konzept, ist das *Avoidance-Endurance-Modell*, das in ▶ Kap. 8 ausführlich dargestellt wird.

6.3.3 Akzeptanz- und Commitment-Therapie (ACT)

Wenn es um die Akzeptanz einer zumindest kurzfristig nicht veränderbaren Situation, wie z. B. einer chronischen Erkrankung geht, stellt die ACT eine hilfreiche Methode dar (Schroth & Köllner, 2020; Benoy et al, 2023). Gedanken, wie »das darf nicht sein, kann nicht sein, ist ungerecht«, sind bei PCS-Betroffenen nicht selten ein Versuch, in einem Gefühl der Ohnmacht und Hilflosigkeit die Kontrolle zu bewahren. Dies verstärkt und verlängert langfristig jedoch seelisches und körperliches Leiden. Viele Betroffene investieren Zeit und Energie und teilweise auch viel Geld darin, gegen die Realität anzukämpfen oder mit ihr zu hadern, statt sich damit zu beschäftigen, wie mit dem (zumindest zeitweise) Unabänderlichen besser umgegangen werden kann und was das Leben leichter machen würde. Dies ist ein zentraler Ansatzpunkt von ACT, welche sich deshalb für die psychotherapeutische Unterstützung von PCS-Betroffenen in besonderem Maße eignet. Akzeptanz ist die Grundlage für erfolgreiche Veränderung und demnach ein aktiver Prozess, der sich von passivem Tolerieren, bzw. Aufgeben unterscheidet.

6.3.4 Selbstwert und Leistung

Ein Teil der Post-COVID-Betroffenen, die therapeutische Hilfe suchen, sind stark leistungsorientiert und oftmals hoch gebildet (Kupferschmitt et al, 2023), was vermuten lässt, dass diese Personengruppe ihren Selbstwert und ihr Selbstkonzept stark von »Leisten« und »Funktionieren« abhängig macht. Eine länger anhaltende und einschränkende Krankheit wie das Post-COVID-Syndrom kann daher das Selbstwertgefühl deutlich beeinträchtigen. Das Bewusstmachen von krankheitsunabhängigen Stärken und Talenten, die Konzentration auf positive Erlebnisse und Erfolge (»das, was schon wieder geht«), statt auf Schwächen und Einschränkungen, kann den Selbstwert stabilisieren und stärken; hier kann ein ressourcenorientiertes Vorgehen helfen. Eine hohe Leistungsorientierung führt z. B. dazu, dass die Betroffenen durch Fehler so sehr verunsichert werden und zu Selbstvorwürfen neigen, dass die kognitive Leistung danach deutlich abfällt. Den gleichen Effekt hat es, wenn die eigene Erschöpfung ignoriert und notwendige Pausen zu spät gemacht werden.

6.3.5 Erwartungsverletzung (Predictive Coding)

Dieses Konzept wird in ▶ Kap. 8 dargestellt. Übertragen auf die Fatigue-Symptomatik beim PCS wäre deren Ausgangspunkt die bei der akuten COVID-19-Infektion häufig intensiv und protrahiert verlaufende und immunologisch determinierte sinnvolle postinfektiöse Erschöpfungssymptomatik. Ausgeprägte Symptome sind auch in den ersten zwölf Wochen nach der Akutinfektion nicht ungewöhnlich. Gerade Betroffene mit einer hohen Leistungsanforderung an sich selbst, die zuvor eine hohe Funktionalität und/oder körperliche Fitness hatten, stehen nun vor der Aufgabe, diese Erfahrung in ihr Selbstbild zu integrieren. Vergleiche mit vorhergehenden Infektionen (»sowas habe ich immer locker weggesteckt«) und mit Personen im Umfeld, die einen schnelleren Genesungsverlauf hatten, führen hier zu Vorhersagefehlern im Sinne der oben dargestellten Theorie. Zur Reduktion dieser Vorhersagefehler muss nun das Selbstbild modifiziert werden, wobei es sich hierbei um einen unbewussten, willentlich nicht steuerbaren Prozess handelt. Erschöpfung und andere Symptome werden nun als Anzeichen einer schweren somatischen Schädigung durch das Virus interpretiert und somit zur neuen Normalität. Schonung wird als einzige wirkliche Handlungsoption angesehen und gibt ein Minimum an Kontrollgefühl zurück. Gleichzeitig verhindert prophylaktische Schonung die Konfrontation mit den die Vorhersagefehlern auslösenden Hinweisreizen. Mit diesem Konzept lassen sich klinische Beobachtungen erklären, warum berufliche »High Performance«, Selbstüberforderung und dysfunktionale Durchhaltemuster bei PCS-Betroffenen z. B. häufiger anzutreffen sind als z. B. bei chronischen Schmerzpatient:innen.

Für die Therapie bedeutet dies, dass es zunächst wichtig ist, die Therapeut:in-Patient:in-Beziehung zu stärken und die Betroffenen auf eine akzeptierende Weise bei ihrem subjektiven Erleben und ihrer Krankheitstheorie abzuholen. Psychoedukation und das Pacing-Konzept (s. u.) sind hierbei hilfreich – ebenso wie eine professionelle und mit dem PCS erfahrene Begleitung eines langsamen und behutsamen Auftrainierens. Nicht selten neigen die Betroffenen dazu, sich entsprechend ihres ursprünglichen Selbstkonzepts selbst zu überfordern und kleine Fortschritte abzuwerten, anstatt sie zu würdigen. Daher ist es in der Bewegungstherapie erforderlich, eher bremsend und in Richtung Selbstwahrnehmung und -akzeptanz einzuwirken. Auch kleine Fortschritte sollten als korrigierende Erfahrung gewürdigt und jeder Rückfall (v. a. bei PEM) verhaltensanalytisch aufbereitet und als Lernerfahrung genutzt werden.

6.3.6 Kognitive Verhaltenstherapie bei Fatigue

Kuut et al. (2023) entwickelten auf der Grundlage von Studien und Erfahrungen zur verhaltenstherapeutischen Behandlung von Fatigue als Folge anderer körperlicher Erkrankungen (z. B. Krebs, MS, andere Virusinfektionen) ein Manual zur ambulanten kognitiven Verhaltenstherapie von Fatigue beim PCS über 17 Wochen. Ausgangspunkt war die Annahme, dass die Fatigue zwar als körperliche Reaktion auf die Viruserkrankung entsteht, dann aber von psychosozialen Faktoren wesentlich mit aufrechterhalten wird. Sie identifizierten 7 Faktoren, bei denen ihr Manual ansetzte:

1. Gestörter Schlaf-Wach-Rhythmus
2. Dysfunktionale Kognitionen zu Fatigue
3. Niedriges oder ungleichmäßig verteiltes Aktivitätslevel
4. Niedrige soziale Unterstützung (Selbstwahrnehmung)
5. Probleme mit der Krankheitsverarbeitung von COVID-19
6. Ängste und Sorgen bezüglich COVID-19
7. Schlechtes Coping mit Schmerz

In einer kontrollierten, randomisierten Studie zeigte sich gegenüber TAU eine signifikante Überlegenheit dieses Konzepts (d = 69) bei der Reduktion von Fatigue. Auch bei den sekundären Outcomes, wie gesundheitsbezogener Lebensqualität, Körpersymptomen, Konzentrationsstörungen und sozialer Funktionsfähigkeit war die Therapiegruppe signifikant stärker verbessert. Adverse Events zeigten sich häufiger in der TAU als in der Interventionsgruppe.

6.3.7 Somatische Belastungsstörung

Das neue Konzept der Somatischen Belastungsstörung (SBS) in DSM-5 und ICD-11 ist im Gegensatz zur somatoformen Störung in ICD-11 ätiologiefrei operationalisiert. Diagnostische Kriterien sind u. a.:

- Körperliche Beschwerden, die für die Betroffenen belastend sind,
- und eine übermäßige Aufmerksamkeit, die auf die Beschwerden gerichtet ist und sich durch wiederholte Kontakte mit Gesundheitsdienstleistern äußern kann.

Über die Ursache der Beschwerden wird hier keine Aussage gemacht, der Fokus liegt auf behavioralen Faktoren der Symptomverarbeitung. Huth et al. (2023) haben mit einem für PCS modifizierten Manual zur Behandlung der SBS eine Pilotstudie an Patient:innen der neurologischen Rehabilitation durchgeführt und berichten von einer hohen Akzeptanz durch die Betroffenen und einer signifikanten Verbesserung von Fatigue und Coping-Strategien.

Nun lässt sich beim PCS darüber diskutieren, ob der Leidensdruck für die Betroffenen tatsächlich durch die übermäßige Aufmerksamkeit auf die Symptome oder doch eher durch die schwere Ausprägung von Symptomen wie Fatigue und kognitiven Einschränkungen selbst verursacht werden. Im zweiten Fall wären die Kriterien der SBS nicht erfüllt. Außerdem besteht die Gefahr, dass sich die Betroffenen mit einem Krankheitskonzept aus dem Bereich der psychischen Erkrankungen nicht identifizieren können. An dieser Stelle zeigt sich übrigens, wie bedauerlich es ist, dass das in der ICD-11 mögliche Prinzip des »Multi-Parentings« (d. h. eine mit einem Schlüssel versehene Krankheitsentität kann unter mehreren Überschriften auftauchen, Fatigue also z. B. sowohl bei den SBS als auch bei den neurologischen Krankheitsbildern) hier nicht zur Anwendung kam und daher doch die Entscheidung für ein psychisches oder somatisches Kapitel getroffen werden muss. Allerdings lassen sich Teile des SBS-Therapiekonzepts, wie z. B. Aufmerksamkeitslenkung und Entkatastrophisieren, sehr gut auf die PCS-Symptomatik und ihre Verarbeitung anwenden.

6.3.8 Depression und Angst als Komorbidität

Während der COVID-19-Pandemie war eine deutliche Zunahme an psychischer Belastung und klinisch relevanten Störungsbildern, wie z. B. Angst und Depression, in der Allgemeinbevölkerung zu verzeichnen. Besonders Personen mit schweren psychischen Erkrankungen scheinen sich häufiger mit SARS-CoV-2 zu infizieren und auch ein höheres Risiko für einen schweren Verlauf und ein höheres Sterberisiko zu haben. Die häufigsten psychischen Störungen in Zusammenhang mit PCS sind Depression (12–35 %) und Angsterkrankungen (6–63 %) Mazza et al., 2022; Engelmann et al., 2024). Kupferschmitt et al. (2025) fanden in einer großen Studie mit über 1.000 Rehapatient:innen unterschiedlicher Indikationen klinisch relevante depressive Symptome mit einer Häufigkeit von über 65 %, auch in den somatischen Kliniken. Hierbei ist allerdings zu beachten, dass es sich um eine hoch chronifizierte Stichprobe handelte. Risikofaktoren für eine psychische Komorbidität beim PCS sind neben der Chronifizierung eine vorbestehende psychische Belastung, geringe soziale Unterstützung und jüngeres Alter. Angst und Depression sind wiederum Risikofaktoren für die Entwicklung eines PCS (Engelmann et al., 2024) und beeinflussen seinen Verlauf negativ. Hier ist – wie auch bei anderen somatischen Krankheitsbildern – bidirektionaler Zusammenhang wahrscheinlich.

Gleichzeitig können die gesundheitlichen Einschränkungen eines PCS durch Verstärkerverlust und Erschütterung des Selbstwertgefühls eine Depression auslösen. Vieles spricht dafür, dass auch chronische Entzündungsreaktionen im Rahmen des PCS die depressive Symptomatik verstärken (siehe ▶ Kap. 3). Zusätzlich wirken die immer noch in großen Teilen ungeklärte Ätiologie und Prognose des PCS angstauslösend und die Symptome können das Vertrauen in den eigenen Körper verstärken. Hinzu kommen nicht selten begründete Ängste vor finanziellen Problemen und einem sozialen Abstieg aufgrund der oft deutlich eingeschränkten

Leistungsfähigkeit sowie die Angst vor einer Progredienz der Erkrankung und der Leistungseinschränkungen. Symptome eines POTS oder auch Schwindel und Kreislaufschwäche durch Trainingsmangel können darüber hinaus Herz-bezogene Ängste auslösen und aufrechterhalten. Panikanfälle oder gar -störungen sind in der Literatur kaum beschrieben und auch nach unserer klinischen Erfahrung eher selten.

Sowohl Depression als auch Angststörungen und Anpassungsstörungen sind somit häufige komorbide Störungen beim PCS – wobei bei einem höheren Chronifizierungsgrad mit einer höheren Prävalenz zu rechnen ist. Es ist daher sinnvoll, diese Störungsbilder bei der Eingangsdiagnostik systematisch zu erfassen und gezielt abzufragen und ggf. entsprechende Behandlungsstrategien in den Behandlungsplan der Einzeltherapie oder das Manual einer Gruppentherapie zu integrieren. Bereits bei der initialen Psychoedukation ist es hilfreich, darauf hinzuweisen, dass:

- Symptome von Angst und Depression als Reaktion auf ein so stark in die Lebensplanung und -gestaltung eingreifendes Krankheitsbild häufig und nachvollziehbar sind.
- Wir nicht davon ausgehen, dass das PCS sich nur durch eine depressive Symptomatik erklären lässt und dass die Viruserkrankung der primäre Auslöser der Erkrankung ist.
- Dass es trotzdem sinnvoll ist, Angst und Depression im Rahmen des PCS spezifisch zu behandeln, weil dies die Lebensqualität verbessern und wahrscheinlich auch den Krankheitsverlauf günstig beeinflussen kann.

Als von den Betroffenen gut akzeptiertes Beispiel erweisen sich bio-psycho-soziale Zusammenhänge bei anderen somatischen Krankheitsbildern wie der Psychokardiologie, die bereits länger erforscht sind (Kindermann et al., 2024). Eine ausführliche Darstellung des therapeutischen Vorgehens bei Angst und Depression würde den Rahmen dieses Bandes überschreiten, dies darf als bekannt vorausgesetzt werden.

Bisher gibt es aufgrund der Aktualität des Krankheitsbildes nur wenige Psychotherapiestudien zum PCS – und diese legten den Schwerpunkt v. a. auf das Kernsymptom Fatigue (z. B. Kuut et al., 2023). Kupferschmitt et al. (2023) fanden in einer Pilotstudie mit N = 51 Patient:innen in der psychosomatischen Rehabilitation bei der Reduktion depressiver Symptome im BDI eine hohe Effektstärke (d = 81) und in der Hauptstudie mit N = 1.028 Patient:innen unterschiedlicher Rehaindikationen, bei denen KVT integriert war, eine mittlere Effektstärke (d = 54). Nerli et al. (2024) hatten bei ihrer RCT zum Effekt einer tagesklinischen Rehabilitation auf KVT-Basis zwar Depression nicht als Endpunkt erfasst, konnten aber eine Verbesserung bei Angstsymptomen, Vitalität und Selbstwirksamkeit nachweisen. Studien zur ambulanten Psychotherapie hinsichtlich einer Verbesserung der Depressivität liegen bisher nicht vor – allerding konnte in einige Studien eine Verbesserung durch körperliche Aktivität und Bewegungstherapie nachgewiesen werden (siehe ▶ Kap. 9). Insgesamt geben die vorliegenden Daten deutliche Hinweise darauf, dass

Psychotherapie bei der Behandlung komorbider Angst und Depressivität beim PCS wirksam ist.

6.4 Multimodale Rehabilitation beim PCS

6.4.1 Multimodales, störungsspezifisches Konzept

Erste Auswertungen der PoCoRe-Multicenter-Studie mit über 1.100 Rehabilitand:innen aus 4 unterschiedlichen Reha-Indikationen zeigten, dass die Ähnlichkeiten der Patient:innen untereinander deutlicher sind als die Unterschiede in den Symptomausprägungen in den einzelnen Indikationen (Neurologie, Pneumologie, Psychosomatik und intrerdisziplinäre Reha; Hinterberger et al., 2024). Dies bestätigt multidisziplinär angelegte Konzepte, die Behandlungsbausteine sowohl für die eingeschränkte kardiopulmonale Belastbarkeit als auch für Fatigue, kognitive Einschränkungen und psychische Belastungen anbieten (Kupferschmidt et al., 2022), wie sie inzwischen auch im Eckpunktepapier zur Rehabilitation beim PCS gefordert werden (DRV, 2023). Auch in einer RCT konnte inzwischen der Effekt einer kognitiv-behavioral orientierten Rehabilitation nachgewiesen werden (Nerli et al., 2024). In der PoCoRe-Studie konnte eine sehr hohe Zufriedenheit mit der Rehabilitation festgestellt werden – über 90% der Betroffenen würden die Rehabilitation weiterempfehlen (Kupferschmitt et al., 2025). Hierbei ist von Bedeutung, dass alle beteiligten Kliniken ein PCS-spezifisches Setting anboten – dies erklärt möglicherweise einen Teil der Diskrepanz zu Erhebungen, bei denen mehr negative Bewertungen vorkamen. Auch in unserer Klinik waren die Ergebnisse und die Behandlungszufriedenheit vor 9/2021 schlechter, als die PCS-Patient:innen noch in das allgemeine Programm integriert waren. Ein PCS-spezifisches Setting bietet folgende Vorteile:

- Der Kontakt mit anderen Betroffenen erleichtert entlastenden Austausch und fördert Selbsthilferessourcen.
- Die Inhalte von Psychoedukation und Psychotherapie können speziell auf PCS angepasst werden.
- Eigene Gruppen in der Bewegungstherapie und im kognitiven Training mit kürzerer Dauer und geringerer Teilnehmerzahl erlauben eine individuellere Belastungssteuerung.
- Das Team lernt schneller, mit den besonderen Herausforderungen der PCS-Rehabilitation umzugehen.

Der hiermit verbundene Mehraufwand wird von der DRV bei Vorlage eines PCS-Konzepts auch mit einem erhöhten Tagessatz vergütet. Eine besondere Ressource der Rehabilitation ist die Möglichkeit, verschiedene Behandlungsbausteine in einem multimodalen Konzept zu integrieren. Voraussetzung hierfür ist die Möglichkeit, die Beobachtungen und Therapieansätze der verschiedenen Berufsgruppen in regelmäßigen und ausreichend mit Zeitressourcen ausgestatteten Teamsitzungen und Supervisionen zu integrieren und zu koordinieren.

So können dysfunktionale Vermeidungs- oder Durchhaltemuster, die den Betroffenen selbst nicht bewusst sind, in der Bewegungs- (siehe Beitrag von Kleinschmidt in diesem Band) und der Ergotherapie im Sinne der Problemaktualisierung für die Betroffenen erlebbar und das therapeutische Team sichtbar werden. In der Psychotherapie erfolgt dann die Reflexion und Klärung, wobei häufig biografisch tief verwurzelte Muster als aufrechterhaltende Faktoren, z. B. einer Tendenz zur Selbstüberforderung, deutlich werden. In der Bewegungs- und Ergotherapie können dann Handlungsalternativen entwickelt und erprobt werden. Wenn die Bewegungstherapie nicht nur auf Training und Leistungssteigerung ausgelegt ist, sondern auch Körperwahrnehmung und Achtsamkeit im Fokus hat, können hier neue Ressourcen entdeckt und erarbeitet werden. Das multimodale Konzept der Rehabilitation, das neben der Psychotherapie auch körper- und arbeitsweltfokussierte Angebote machen kann, ist somit für PCS-Betroffene in besonderem Maße geeignet. Seine Grenzen erreicht dieses Konzept bei der Subgruppe der schwer von ME/CFS Betroffenen, die in ihrer Leistungsfähigkeit so stark eingeschränkt sind, dass sie am Reha-Programm nicht teilnehmen können. Hier bestünde tatsächlich die Gefahr einer Überforderung, insofern ist es wichtig, die Reha-Indikation genau zu prüfen. Als Faustregel kann gelten, dass Betroffene, die sich zu Hause noch selbst versorgen können in der Regel auch Reha-fähig sind, wenn die Klinik ein Konzept hat, das auf die individuelle Leistungsfähigkeit eingeht. Für schwerer eingeschränkte Patient:innen besteht derzeit ein eklatanter Mangel an geeigneten Behandlungs- und Rehabilitationskonzepten.

6.4.2 Sozialmedizin und Nachsorge

Wichtig ist für viele Betroffene auch die abschließende sozialmedizinischer Beurteilung und Weichenstellung. In der PoCoRe-Studie zeigte sich, dass über 20 % der Betroffenen nicht in vollem Umfang in ihren bisherigen Beruf oder den Arbeitsmarkt insgesamt zurückkehren können. Der Anteil an Betroffenen mit eingeschränktem Leistungsvermögen liegt somit etwa 10 % über dem Anteil in anderen Krankheitsbildern im Bereich der hier untersuchten Indikationen – mit steigender Tendenz, da inzwischen mehr Betroffene mit einem hohen Chronifizierungsgrad in die Rehabilitation kommen. Als wichtigste Hinderungsgründe für eine erfolgreiche berufliche Wiedereingliederung erweisen sich hier vor allem die kognitiven Einschränkungen und eine schwer ausgeprägte Fatigue. Öfter als bei anderen Krankheitsbildern wird ein teilweise eingeschränktes Leistungsbild attestiert, was den Betroffenen die Möglichkeit gibt, zunächst für ein bis zwei Jahre befristet halbtags in ihren Beruf zurückzukehren und zur Kompensation einen Teil Erwerbsminderungsrente zu erhalten. Oft würde aber sogar eine Halbtagstätigkeit eine Überforderung darstellen, trotzdem sind die Betroffenen meist hochmotiviert, im Erwerbsleben zu bleiben und das noch vorhandene Leistungsvermögen zu nutzen. Hier bedarf es der schnellen Implementierung von langfristig angelegten

Konzepten zur beruflichen Integration (Leistungen zur Teilhabe am Arbeitsleben, LTA), wie sie zum Beispiel bei Betroffenen nach Schädelhirntraumata zur Anwendung kommen. Ebenso besteht noch Bedarf an spezifischen PCS-Nachsorgekonzepten. Eine wichtige Rolle spielen hier gerade angesichts des weitgehenden Fehlens professioneller Nachsorgekonzepte die Selbsthilfegruppen. Über die Bundesarbeitsgemeinschaft Selbsthilfe stehen hier sowohl Kontaktadressen als auch die Unterstützung bei der Gründung von Gruppen wie auch ein qualitätsgesicherter Newsletter für Betroffene zur Verfügung (Haenel et al., 2025).

6.5 Fazit für die Praxis

Patient:innen mit Post-COVID-Syndrom können von psychosomatischen Bausteinen in der Rehabilitation profitieren, wenn diese auch wirklich psycho-somatisch konzipiert ist und die Betroffenen bei ihrer körperlichen Symptomatik abholt. Ein monokausales psychogenetisches Konzept wird diesem Krankheitsbild ebenso wenig gerecht, wie ein eindimensional somatisches Verständnis. Vielmehr kommt es darauf an, nach einer differenzierten Diagnostik ein individuelles Modell zur Aufrechterhaltung der Symptomatik zu erarbeiten, um hieraus ein Therapiekonzept zu entwickeln, das körperliche Faktoren ebenso berücksichtigt wie eine dysfunktionale Krankheitsverarbeitung und eine psychische Komorbidität. Von Bedeutung ist es hierbei oft, die individuelle Balance zwischen (Selbst)überforderung und dysfunktionaler Schonung zu finden, sowie mithilfe von Methoden der ACT die Krankheitsakzeptanz zu fördern. Bewegungstherapie, Ergotherapie und kognitives Training sind hierfür wichtige Übungsfelder und ein enger Austausch im therapeutischen Team hilft, dysfunktionale Bewältigungsmuster zu erkennen und zu bearbeiten. Ein erheblicher Teil der PCS-Betroffenen braucht längerfristige und intensive Unterstützung bei der beruflichen Wiedereingliederung und öfter als bei anderen Krankheitsbildern kann das Leistungsvermögen zumindest mittelfristig nicht wiederhergestellt werden.

6.6 Literatur

Benoy, C., Romanczuk-Seiferth, N., Villanueva, J. et al. (2023). *Akzeptanz- und Commitment-Therapie (ACT)*. Stuttgart, Kohlhammer.
DRV Bund (Hrsg.) (2023). Eckpunktepapier für die medizinische Rehabilitation bei Post-COVID-Syndrom der DRV und DGUV. 1. Aufl. 10/2023; https://www.deutsche-rentenversicherung.de/SharedDocs/Downloads/DE/Experten/infos_reha_einrichtungen/eckpunkte-reha-post-covid-syndrom-10-2023.html (Abruf vom 1.8.2024)

Engelmann, P., Reinke, M., Stein, C. et al. (2024). Psychological factors associated with Long COVID: a systematic review and meta-analysis. *EClinicalMedicine, 26*(74):102756. DOI: 10.1016/j.eclinm.2024.102756. PMID: 39764180; PMCID: PMC11701445. https://doi.org/10.1016/j.eclinm.2024.102756

Frisk, B., Jürgensen, M., Espehaug, B. et al. (2023). A safe and effective micro-choice based rehabilitation for patients with long COVID: Results from a quasi-experimental study. *Scientific Reports, 13*(1), 9423. https://doi.org/10.1038/s41598-023-35991-y

Haenel, J., Rischer, R., Danner, M. et al. (2025). Selbsthilfe bei Long COVID. Wissen, Nutzen und Potenziale für die ärztliche Praxis. *Ärztliche Psychotherapie, 20* (4), 278–283. DOI 10.21706/aep-20-4-278

Henningsen, P., Köllner, V. (2023). Post-COVID-Syndrom – Alles nur Immunologie? Argumente für ein bio-psycho-soziales Erklärungsmodell. *Ärztliche Psychother;18*:68–71. https://doi.org/10.21706/aep-18-1-68

Hinterberger, T., Jöbges, M., Kohl, C. et al. (2024). Die Post-Covid-Reha-Studie PoCoRe – eine multizentrische prospektive Studie zur Diagnostik und Wirksamkeit der Rehabilitation von Post-Covid Patient*innen. In: *DRV-Schriften Band 130:* 33. Reha-Wissenschaftliches Kolloquium, Bremen, Abstractband, Berlin; S. 257–259

Huth, D., Bräscher, A. K., Tholl, S. et al. (2023). Cognitive-behavioral therapy for patients with post-COVID-19 condition (CBT-PCC): a feasibility trial. *Psychological Medicine*, 1–11. https://doi.org/10.1017/s0033291723002921

Kindermann, I., Köllner, V., Albus, C. et al. (2024). *Bedeutung von psychosozialen Faktoren in der Kardiologie – Update 2024 Positionspapier der Deutschen Gesellschaft für Kardiologie Kardiologie* https://doi.org/10.1007/s12181-024-00708-6

Koczulla, R. et al. (2024). S1 Leitlinie Long/Post Covid. Registernummer 020–027, AWMF.

Kupferschmitt, A., Etzrodt, F., Kleinschmidt, J. et al. (2022). Nicht nur multimodal, sondern auch interdisziplinär: Ein Konzept für fächerübergreifende Zusammenarbeit in der Rehabilitation des Post-COVID-Syndroms. *Psychother Psych Med.* https://doi.org/10.1055/a-1838-3055

Kupferschmitt, A., Köllner, V. (2025). *Post-COVID Syndrom erfolgreich therapieren.* München, Elsevier.

Kupferschmitt, A., Langheim, E., Tüter, H. et al. (2023) First results from post-COVID inpatient rehabilitation. *Front. Rehabil. Sci. 3*:1093871. https://doi.org/10.3389/fresc.2022.1093871

Kupferschmitt A, Hinterberger T, Herrmann C. (2025). Zufriedenheit von Post-COVID-Patienten in der Rehabilitation. *Die Rehabilitation.* https://doi.org/10.1055/a-2560-4149

Kupferschmitt, A., Hinterberger, T., Herrmann, C. et al. (2025). Depression, but not fatigue, improves as part of multimodal post-COVID rehabilitation. *Psychotherapy and Psychosomatics, in Revision.*

Kuut, T. A,, Müller, F., Csorba, I. et al. (2023). Efficacy of cognitive behavioral therapy targeting severe fatigue following COVID-19: results of a randomized controlled trial. *Clinical Infectious Diseases.* https://doi.org/10.1093/CID/CIAD257

Lopez-Leon, S., Wegman-Ostrosky, T., Perelman, C. et al. (2021). More than 50 long-term effects of COVID-19: a systematic review and meta-analysis. *Sci Reports 11*(1):1–12. Available from: https://www.nature.com/articles/s41598-021-95565-8

Marchi, M., Grenzi, P., Serafini, V. et al. (2023). Psychiatric symptoms in Long-COVID patients: A systematic review. *Front. Psychiatry, 14*, 1138389. https://doi.org/10.3389/fpsyt.2023.1138389

Mazza, M. G., Palladini, M., Poletti, S. et al. (2022). Post-COVID-19 Depressive Symptoms: Epidemiology, Pathophysiology, and Pharmacological Treatment. *CNS Drugs 36*(7), 681–702. https://doi.org/10.1007/S40263-022-00931-3

Nerli, T. F., Selvakumar, J., Cvejic, E. et al. (2024). Brief Outpatient Rehabilitation Program for Post-COVID-19 Condition: A Randomized Clinical Trial. *JAMA Netw Open.* 2;7(12): e2450744. https://doi.org/10.1001/jamanetworkopen.2024.50744 . PMID: 39699896; PMCID: PMC11659907.

Salzmann S., Herrmann M., Henning M. et al. (2024). Side-effect expectations are associated with disability, physical fitness, and somatic symptoms 3 months after post-COVID neurological inpatient rehabilitation. J Psychosom Res. 2024 Nov;186:111902. doi: 10.1016/j.jpsychores.2024.111902. Epub 2024 Aug 24. PMID: 39197231.

Schroth, S., Köllner, V. (2020). Akzeptanz- und Commitment Therapie (ACT) bei körperlichen Erkrankungen. *Ärztliche Psychotherapie, 15:* 177–183. https://doi.org/10.21706/aep-15-3-177

Shanbehzadeh, S., Tavahomi, M., Zanjari, N. et al. (2021). Physical and mental health complications post-COVID-19: Scoping review. *J. Psychosom. Res., 147*, 110525. https://doi.org/10.1016/j.jpsychores.2021.110525

Trefzer, T., Brügemann, S., Weinbrenner, S. et al. (2023). Rehabilitationen bei Post-COVID-Syndrom der Deutschen Rentenversicherung 2021. *Rehabilitation, 62*(06): 339–348. http://dx.doi.org/10.1055/a-2192-1969

Tsampasian, V., Elghazaly, H., Chattopadhyay, R. et al. (2023). Risk Factors Associated with Post-COVID-19 Condition: A Systematic Review and Meta-analysis. *JAMA Intern. Med., 183*, 566–580. https://doi.org/10.1001/jamainternmed.2023.0750

7 Ergebnisse und Behandlungsskizzen aus der stationären Psychotherapie für Patient:innen mit Post-COVID-Syndrom und psychischen Problemen

Silke Kastel-Hoffmann

7.1 Einleitung

Die SARS-CoV-2-Pandemie war und ist aufgrund des Post-COVID-Syndroms (PCS) (Koczulla et al., 2022) mit verschiedenen gesundheitlichen Langzeitfolgen weiterhin eine große Belastung für unsere Gesellschaft. Das PCS scheint nach bisherigen Erkenntnissen kein einheitliches Krankheitsbild zu sein, sondern kann unterschiedliche Organsysteme (Förster et al., 2022) betreffen, unterschiedliche Beschwerden (Nguyen et al., 2022) verursachen und unterschiedliche ätiologische Ursachen (Lopez-Leon et al., 2021) haben. Zu den Langzeitfolgen zählen körperliche, kognitive und psychische Symptome, welche die Funktionsfähigkeit und Lebensqualität erheblich negativ beeinflussen können. Durch die Vielzahl an Symptomen herrscht unter den Niedergelassenen eine erhebliche Verunsicherung, gar Ablehnung in der Betreuung der PCS-Patient:innen. Bis heute ist die Therapie des PCS symptomorientiert, eine ursächliche Therapie ist noch nicht verfügbar.

Als im Dezember 2022 am Universitätsklinikum Erlangen ein Post-COVID-Zentrum eingerichtet wurde, zeigte sich die Notwendigkeit einer psychotherapeutischen Behandlungsoption. Wir etablierten für PCS-Leidende, die neben somatischen Einschränkungen erhebliche Probleme in der Krankheitsbewältigung und psychische Symptome aufwiesen, ein stationäres, PCS-spezifisches Setting.

Unter Krankheitsbewältigung verstehen wir alle Bemühungen von Betroffenen, mit den Einschnitten, die durch die körperliche Erkrankung entstehen, zurechtzukommen (Aderhold et al., 2019). Individuelle Unterschiede in den Bewältigungsstilen von COVID-19-bedingtem Stress korrelieren mit körperlichen und psychischen Beeinträchtigungen (Poudel et al., 2021). Wechselwirkungen zwischen biologischen und psychosozialen Faktoren scheinen auch beim PCS relevant zu sein (Lemogne et al., 2023; Saunders et al., 2023). Darüber hinaus haben Beobachtungsstudien gezeigt, dass bei Personen mit PCS ein Risiko für das gleichzeitige Vorliegen der somatischen Symptomstörung (SSD) nach DSM-5 besteht. Dabei können verhaltensbezogene Merkmale (z. B. katastrophisierende Gedanken, Gesundheitsangst, spezifisches Krankheitsverhalten wie Vermeidung körperlicher Anstrengung oder Negieren körperlicher Beschwerden) die erfolgreiche Bewältigung vom PCS beeinträchtigen und damit zur somatischen Symptombelastung beitragen (Horn et al., 2023; Schneider et al., 2023; Willis & Chalder, 2021).

Umso wichtiger ist es, im Rahmen psychotherapeutischer Behandlungen neben störungsspezifischen Ansätzen zur Behandlung von Depression oder Angst auch die Krankheitsbewältigung zu fokussieren. In Deutschland wurden bestehende Rehabilitationsprogramme an die Behandlung des PCS angepasst und evaluiert (Kupferschmitt et al., 2023). Ein kuratives, stationäres psychosomatisch-psychotherapeutisches Behandlungsangebot wurde bisher in der Literatur nicht beschrieben.

7.2 Universitäres, stationäres Post-COVID-Konzept

Das speziell für Patient:innen mit PCS und Problemen in der Krankheitsbewältigung mit psychischen Symptomen entwickelte stationäre Konzept wurde am Universitätsklinikum Erlangen im Mai 2023 mit sechs Behandlungsplätzen implementiert. Die Patient:innen erhalten im ambulanten Post-COVID-Zentrum eine ausführliche medizinische, v. a. internistisch- immunologische Abklärung, eine kognitive Testung sowie ein psychosomatisches Diagnostikgespräch. Wird in diesem eine Diagnose aus unserem Fachgebiet (z. B. mittelgradige depressive Störung, Angststörung) im Zusammenhang mit einer COVID-19-Infektion gestellt und bei gegebener Indikation für eine stationäre Therapie, erfolgt die Aufnahme auf die Station.

Die Behandlung erfolgt in einem geschlossenen Setting mit einem interdisziplinären und multimodalen Behandlungsansatz und einer Therapiedauer von fünf Wochen. Wir sahen im geschlossenen Setting den Vorteil einer besseren systematischen Psychoedukation, die Möglichkeit eines sich langsam steigernden Bewegungstrainings, der Aktivierung von Selbsthilferessourcen sowie Nutzung der Wirkfaktoren einer Gruppentherapie wie das Lernen am Modell, gegenseitige soziale Anerkennung und soziale Unterstützung durch Gruppenkohäsion.

Das Konzept beinhaltet vier Behandlungssäulen: methodenintegrative Einzel- und Gruppentherapie (psychoedukativ, kognitiv-verhaltenstherapeutisch, tiefenpsychologische Elemente), kreative Psychotherapie (KBT und Kunsttherapie) im Einzel- und Gruppensetting, medizinische Behandlung, Physiotherapie und kognitives Training.

Besonders ist der kurative Ansatz der Behandlung in einem universitären Haus der Maximalversorgung. Die Therapie wird täglich fachärztlich an die Bedürfnisse, Themen und den Therapieverlauf angepasst, sodass eine individualisierte Behandlung entsteht. Unsere therapeutische Haltung ist geprägt von der Validierung der somatischen Symptome, Anleitung zur Akzeptanz der aktuellen Lebens- und Gesundheitssituation und gleichzeitig Stärkung der Selbstwirksamkeit sowie Ressourcenorientierung.

7.3 Charakterisierung der Bewältigungsmuster

Die Biografien und Persönlichkeitszüge der bisher behandelten Patient:innen weisen Gemeinsamkeiten auf, sodass wir typische Bewältigungsmuster zu diagnostischen und Weiterbildungszwecken zusammenfassten. Wir identifizierten folgende Bewältigungsmuster:

Der sog. *High Performer* konnte bis zur SARS-CoV-2-Infektion mit seinem hohen Leistungsmotiv und seiner hohen Leistungsbereitschaft Herausforderungen sehr gut bewältigen. Durch die unkontrollierbaren und lang anhaltenden Symptome stößt er an seine körperlichen und/oder psychischen Grenzen. Der übliche Bewältigungsstil der Verleugnung körperlicher Symptome führt bei ihm analog des Avoidance-Endurance-Modells (Hasenbring & Verbunt, 2010) zu einer Verstärkung der Erschöpfung sowie anderer Symptome.

Die sog. *Erschöpften* waren bereits vor der SARS-CoV-2-Infektion durch Care-Arbeit (z. B. Pflege naher Angehöriger) neben den alltäglichen Anforderungen sehr gefordert und erschöpft. Die Selbstfürsorge wird zugunsten anderer vernachlässigt, Ressourcen hierfür nicht ausgebildet, die Selbstwahrnehmung und die Fähigkeit, Hilfe anzunehmen, ist eingeschränkt. Durch das PCS können die bisherigen Verpflichtungen nicht mehr ausgeführt werden, das Selbst und die Selbstfürsorge treten in den Vordergrund. Die Wahrnehmung eigener Bedürfnisse als Notwendigkeit der Krankheitsbewältigung löst Verunsicherung, Ängste, Schuld- und Schamgefühle aus. Die ausgeprägte Symptomatik erlaubt keine Verdrängung mehr. Analog dem Avoidance-Endurance-Modell (Hasenbring & Verbunt, 2010) führt das Durchhalten bzw. Vermeiden zu einer Verstärkung der Erschöpfung, einhergehend mit einer körperlichen Dekonditionierung und ängstlichen Fokussierung auf die Symptomatik.

Die *Patient:innen mit (übersehenen) Organschäden* zeigen entweder einen sich verausgabenden oder einen ängstlich-vermeidenden Bewältigungsstil und verleiten dadurch – teilweise – die Mediziner:innen dazu, ihre somatischen Beeinträchtigungen wenig ernst zu nehmen. Die Vielzahl an z. T. wechselnden Symptomen stellt sowohl für die Betroffenen als auch für die Behandler:innen eine Quelle der Verunsicherung in der Diagnostik und Therapie sowie eine Schwierigkeit in der Entwicklung eines gemeinsamen Krankheitsverständnisses dar. Trotz der prästationär erfolgten ausführlichen medizinischen Abklärung kam es bei einzelnen Patient:innen während des stationären Aufenthalts zu einer erneuten Notwendigkeit, die Organpathologie weiter abzuklären.

7.4 Behandlungsskizze High Performer

Herr C., ein 59-jähriger verheirateter Polizist mit zweimaliger Infektion im März und im Herbst 2022 stellt sich mit Müdigkeit, schneller Erschöpfung, unter leichte

Belastung auftretendem, starken Herzklopfen und Atemnot stationär vor. Die erste Infektion verlief asymptomatisch, die zweite Infektion zehn Tage lang mit starkem Krankheitsgefühl und Fieber. Sportliche Aktivitäten und soziale Kontakte habe er deutlich eingeschränkt, dass Schlafbedürfnis sei gestiegen. Er habe bis dato seinen Beruf ausüben können, sei nie krank gewesen. Einnahme von Duloxetin seit einem Jahr ohne Verbesserung des Antriebs und der Ermüdbarkeit.

Herr C. berichtet von schweren Infektionskrankheiten im Kindergartenalter. Er sei wiederholt stationär aufgenommen, fixiert und isoliert worden. Ansonsten sei die Kindheit unauffällig gewesen, er sei bei seinen leiblichen Eltern (Vater Kupferschmied, Mutter Wäscherin) mit seiner Schwester (2 Jahre älter) aufgewachsen.

In den somatischen Untersuchungen zeigen sich keine objektivierbaren Pathologien, in der kognitiven Testung weist er bei Aufnahme eine allgemeine kognitive Beeinträchtigung sowie unterdurchschnittliches Arbeitstempo auf, bei Entlassung liegt ein unauffälliger Befund vor.

7.4.1 Interventionen

Durch das Bewegungs- und das kognitive Training kann der Patient seine aktuelle körperliche und geistige Leistungsfähigkeit wahrnehmen, langsam weiter ausbauen und wieder Vertrauen in seinen Körper entwickeln.

Herr C. zeigt hohe Erwartungen an seine Leistung und verknüpft seinen Selbstwert zunächst stark daran. Durch die Reflexion und Modifikation des eigenen Leistungsanspruchs gelingt ihm ein funktionaler Umgang mit unkontrollierbaren/unveränderbaren Situationen und die Distanzierung von dysfunktionalen Leistungsansprüchen. Das Achtsamkeitstraining trägt zur Verbesserung der Wahrnehmung und Regulation innerer Spannungszustände bei.

Herr C. fühlt sich bei Entlassung vor allem in Bezug auf seinen körperlichen Zustand belastbarer. Die psychosomatische Hauptdiagnose ist eine sonstige Reaktion auf schwere belastende Situationen.

7.4.2 Was ist das Post-COVID-typische an dieser Behandlung?

Herr C. kommt mit einem primär somatischen Krankheitsverständnis in Behandlung. Die SARS-CoV-2-Infektion wird als auslösende Ursache gewürdigt, wodurch der Patient sich ernst genommen fühlt. Auf dieser Basis können die psychotherapeutischen Interventionen angenommen werden, Herr C. fühlt sich nicht in die »Psycho-Ecke« gedrängt.

Die ausgeprägte Müdigkeit und die Belastungseinschränkung konfrontieren ihn bei bis dahin sehr hoher Leistungsfähigkeit erstmalig mit einem insuffizienten Selbst. Eine Anpassung an das Körpersignal Erschöpfung ist nicht erlaubt. Die Wahrnehmung der Erschöpfung als eine Kränkung trägt zu einer Chronifizierung der Symptomatik bei.

Hier war es besonders wichtig, das individuelle Leistungsverhalten im engen, interdisziplinären Austausch zwischen der Bewegungstherapie und Psychotherapie zu reflektieren. Dabei konnte vor allem initial der Überforderungsneigung bei gleichzeitig eingeschränkter Selbstwahrnehmung entgegengewirkt und der Patient bei der Wahrnehmung seiner körperlichen, aber auch psychischen Belastbarkeit unterstützt werden. Eine in den Medien häufig berichtete lang anhaltende Verschlechterung der Symptomatik durch das körperliche Training trat nicht auf.

7.5 Behandlungsskizze Erschöpfte

Frau M., eine 59-jährige verheiratete Hauswirtschafterin stellt sich mit starkem Erschöpfungsgefühl, Atemnot und thorakalem Druckgefühl vor allem bei körperlicher Belastung, erhöhter akustischer Reizempfindlichkeit sowie deutlicher Verschlechterung ihres Gedächtnisses, ihrer Konzentration sowie stressinduzierten Wortfindungsstörungen, Aufmerksamkeits- und Verständnisschwierigkeiten vor. Sie sei im Oktober 2021 symptomatisch (Husten, Schnupfen, Kopf- und Gliederschmerzen) erkrankt gewesen. Die mit ihrem Ehemann zusammenlebende Patientin habe einen guten Kontakt zu ihren Söhnen (34 J., 27 J.) und den fünf Geschwistern. Sie sei bis zur Krankschreibung im Oktober 2021 in einem Pflegeheim mit körperlich beanspruchenden Tätigkeiten beschäftigt gewesen. Einnahme von Citalopram 20 mg wegen depressiver Verstimmungen seit 2017.

Frau M. sei bei den leiblichen, als liebevoll beschriebenen Eltern (Vater Bauarbeiter, Mutter Hausfrau) aufgewachsen. An Belastungsfaktoren wird von der Patientin die Herzerkrankung des Ehemanns, in bereits jungen Jahren die Pflege der Großmutter, des Vaters und bis vor kurzem der Schwiegermutter und Mutter als berufstätige Mutter benannt.

Die kognitiven, im Gespräch wahrnehmbaren Störungen der depressiv-ängstlich wirkenden Patientin waren in den neurokognitiven Tests (siehe ▶ Kap. 6) in nahezu allen Domänen objektivierbar, ohne wesentliche Änderung bei Entlassung. Somatisch konnten bis auf eine muskuläre Erschöpfung in der Spiroergometrie keine wesentlichen Auffälligkeiten festgestellt werden.

7.5.1 Interventionen

Bei der Krankheitsbewältigung lag der Schwerpunkt auf dem Aufbau einer ausgeglichenen Haltung zwischen Überlastung und Schonverhalten, dem Aufbau positiver Aktivitäten/Ressourcen und Akzeptanz von Hilfe. Zudem arbeitete die Patientin an der Verbesserung der Kommunikation eigener Bedürfnisse und Gefühle und der Bewältigung dysfunktionaler Denkmuster (»ich muss es allein schaffen …«, »ich bin für alles verantwortlich«) sowie Sorgen und Grübeln. Die hohe Reizsensibilität v. a. in äußeren und inneren Stresssituationen konnte durch

Vermittlung und Üben von Stresstoleranzfähigkeiten (Selbstberuhigung, Entspannung und Aufbau einer selbstmitfühlenden Haltung) gebessert werden.

Die Patientin erlebte sich bei Entlassung selbstwirksamer und belastbarer bei weiterhin bestehenden körperlichen und v. a. kognitiven Einschränkungen. Wir vergaben als Diagnosen eine rezidivierende depressive Störung, gegenwärtig mittelgradige Episode, ein Chronisches Fatigue-Syndrom bei Post-COVID-19-Zustand, nicht näher bezeichnet (n. n. b.) (U09.9!) und eine leichte kognitive Störung (F06.7).

7.5.2 Was ist das Post-COVID-typische an dieser Behandlung?

Post-COVID-typisch sind die vor der Infektion bestehenden Belastungen durch die Care- und Erwerbsarbeit, die bereits im Vorfeld zu einer Erschöpfung geführt haben. Das PCS führte neben einer Verstärkung der Erschöpfung v. a. zu neurokognitiven Einschränkungen. Trotz deutlicher Einschränkungen durch das PCS versuchte Fr. M. weiterhin, ihren Anforderungen im Alltag (Pflege naher Angehöriger) und Beruf (Tätigkeit im Pflegeheim) gerecht zu werden, bis sie nicht mehr konnte. Die Patientin reagierte daraufhin mit zunehmendem sozialem Rückzug, depressiver Symptomatik und es kam zu einer körperlichen Dekonditionierung.

Die bisherige Bewältigungsstrategie der Verleugnung körperlicher/psychischer Belastung sowie von Bedürfnissen schlugen fehl. Da die Patientin sich bis dahin stets in der Rolle der »Hilfegebenden« wahrnahm, konnte sie die Rollenumkehr nur schwer akzeptieren und fühlte sich beschämt und schuldig.

Ebenso bestand eine ausgeprägte Verunsicherung in Bezug auf die körperliche Belastbarkeit. Die ausführliche und transparent kommunizierte initiale internistische Diagnostik mit Messung leistungsbezogener Parameter gab ihr die Sicherheit, sich auf die Bewegungstherapie einzulassen.

Zudem konnte Frau M. feststellen, dass ihre initiale Vermeidung von Bewegung/Kontakten zu einer Verstärkung ihres Erschöpfungserlebens führte und sie durch das Bewegungsprogramm bzw. die Gruppentherapien eine leichte Verbesserung spürte. Auch wenn durch das Behandlungssetting keine objektivierbare Verbesserung der ausgeprägten kognitiven Einschränkungen eintrat, profitierte die Patientin durch Steigerung der Selbstwirksamkeit und Verbesserung der Stressbewältigungsfertigkeiten.

7.6 Patient:innen mit (übersehenen) Organschäden

Herr F., ein 53-jähriger verheirateter Malermeister, erstmalig im Mai 2021 asymptomatisch an einer SARS-CoV-2-Infektion erkrankt, entwickelte post infectionem eine ausgeprägte Müdigkeit, Atemnot und Schwindel. Nach der zweiten

COVID-Infektion im Sommer 2022 seien Wortfindungsstörungen, Gliederschmerzen sowie vasovagale Reaktionen bei leichter körperlicher Tätigkeit hinzugekommen. Die ausgeprägte Müdigkeit führte zu Schwierigkeiten bei der Bewältigung von alltäglichen Aufgaben wie beispielsweise aufstehen, sich versorgen. Zu depressiven Einbrüchen sei es 2020 im Vorfeld der Infektionen durch Überarbeitung und Konflikten mit seinem Chef, sowie im Rahmen der Krankschreibung im Oktober 2022 gekommen.

Unter Mirtazapin 30 mg könne er besser einschlafen und grüble weniger.

Herr F. sei verheiratet und habe zwei Söhne. Die Kernfamilie sei neben einem guten sozialen Netzwerk die wichtigste unterstützende und haltgebende Ressource.

Der depressiv gestimmte Patient wies in der neurokognitiven Testung eine allgemeine Beeinträchtigung der kognitiven Leistung mit unterdurchschnittlicher Konzentrationsleistung und Arbeitstempo auf. Im Rahmen der Aufnahmeuntersuchungen zeigte sich in der transthorakalen Echokardiografie eine hochgradig eingeschränkte systolische Funktion (EF 30–35 %) mit globaler Hypokinesie ohne Nachweise von Stenosen in der zeitnah folgenden Herzkatheteruntersuchung.

7.6.1 Interventionen

Zur Verbesserung der Krankheitsbewältigung standen die Etablierung eines Mittelwegs zwischen Belastung und Erholung, die Erkennung von Warnzeichen für Überlastung und ein achtsamer Umgang mit dem Körper und Akzeptanz der Einschränkungen im Fokus. Als wichtige Ressource konnte die gute soziale Unterstützung und die erlebte Validierung der Symptomatik durch andere identifiziert werden. Im Stationsalltag profitierte Herr F. zur Stimmungsstabilisierung von der geregelten Tagesstruktur, der regelmäßigen Aktivität, der achtsamen Selbstfürsorge und den sozialen Kontakten.

Die bei uns neu diagnostizierte Herzinsuffizienz zog die Notwendigkeit eines diagnostischen Herzkatheters nach sich. Bezüglich des Eingriffs und den Auswirkungen der neu diagnostizierten Herzinsuffizienz auf seine persönlichen und beruflichen Ziele zeigte der Patient Verunsicherung und Ängste. Durch Psychoedukation und engmaschige Begleitung konnte Herr F. eine akzeptierende Haltung gegenüber der neuen Erkrankung aufbauen. Die Diagnose der Herzinsuffizienz als objektivierbare Ursache seiner eingeschränkten Leistungsfähigkeit führte zu einer Entlastung und Validierung des Patienten.

Die psychotherapeutische Arbeit musste aufgrund einer akuten SARS-CoV-2-Infektion unterbrochen werden. Herr F. wurde nach Hause entlassen und nach zwei Wochen mit negativem PCR-Befund wieder aufgenommen. Herr F. berichtete, dass er nahezu keine respiratorische Symptomatik während der Infektion gehabt habe, bei Aufnahme fielen eine deutliche Zunahme der Ruhedyspnoe und ein schlechterer Allgemeinzustand auf. In der von uns veranlassten kardiologischen Untersuchung fiel eine zunehmende Einschränkung der Ejektionsfraktion mit Blockbildung im EKG auf. Aus diesem Grund erfolgte zur weiteren somatischen Therapie eine Verlegung in die kardiologische Klinik. Die Diagnose unserer

Fachabteilung lautete rezidivierende depressive Störung, aktuell mittelgradige Episode.

7.6.2 Was ist das Post-COVID-typische an dieser Behandlung?

Post-COVID-typisch sind die bereits prä infectionem bestehenden beruflichen Belastungen, einhergehend mit vorbestehender Erschöpfung und in diesem Fall depressiver Symptomatik. Der für Herrn F. übliche Bewältigungsstil mit Verleugnung der Erschöpfung und eigener Bedürfnisse trug zu einer Verschlechterung der Post-COVID-Symptomatik bei, sodass eine Krankschreibung erforderlich wurde. Hierdurch kam es zu einer psychischen Dekompensation der depressiven Symptomatik durch Wegfall der Arbeit als positiver Verstärker und Verlust der Alltagsstruktur. Kränkungen durch Konflikte im Arbeitsalltag trugen bereits im Vorfeld zu einer Destabilisierung des Selbstwerts bei.

Besonders hervorzuheben ist der komplizierte somatische Verlauf der Behandlung mit Erstdiagnose einer Herzinsuffizienz, trotz ausführlicher Abklärung im ambulanten PC-Zentrum.

Es ist zu vermuten, dass seine Haltung, Beschwerden im Arztkontakt zu bagatellisieren oder zu verschweigen, dazu führte, dass die fortbestehenden Symptome wie Atemnot nicht ausreichend diagnostiziert wurden. Diese Interaktion kann aus tiefenpsychologischer Sicht als Gegenübertragungsverstrickung verstanden werden. Durch die neu diagnostizierte Herzinsuffizienz erlebte Herr F. einerseits eine Validierung und Objektivierung seiner Symptomatik, andererseits massive Verunsicherung, Ängste sowie erneuten Kontrollverlust. Die Benennung und therapeutische Validierung dieser Ängste und Gefühle trugen zur emotionalen Entlastung und Akzeptanz des Patienten bei. Im Rahmen seiner körperlichen Belastbarkeit profitierte Herr F. durch das Konzept des Pacings von angepassten Bewegungseinheiten und erlebte sich selbstwirksam.

7.7 Fazit für die Praxis

Diese Behandlungsfälle machen deutlich, dass PC-Patient:innen einerseits unter erheblichen körperlichen Störungen leiden, zu denen teils erst im Rahmen der stationären Behandlung ein organpathologisches Korrelat gefunden wurde. Andererseits kommt es zu ausgeprägten psychischen Problemen durch eine dysfunktionale Krankheitsbewältigung und teils bereits vorbestehenden psychischen Belastungen.

Die Vielseitigkeit der Symptomatik stellt sowohl für die Betroffenen ein Hindernis im Krankheitsverständnis als auch für die Behandler:innen eine Quelle der

Verunsicherung in der Diagnostik dar. Dies kann sogar zur Ablehnung der Betreuung der PC-Patient:innen führen.

Eine multiprofessionelle Behandlung unter fachärztlicher psychosomatischer Leitung führt alle somatischen wie psychischen Aspekte zusammen, sodass den Patient:innen eine funktionale Integration und Steigerung der Lebensqualität ermöglicht wird und eine Verbesserung der interdisziplinären Zusammenarbeit gelingen kann.

Dabei spielt die Anerkennung der Symptome als ursprünglich biologisch und Validierung des Erlebens eine wesentliche Rolle. Dadurch können die psychotherapeutischen Interventionen nicht als stigmatisierend, sondern als hilfreich wahrgenommen werden.

7.8 Literatur

Aderhold, C., Morawa, E., Paslakis, G. et al. (2019). Entwicklung und Validierung eines Fragebogens zur Patientenkompetenz im Umgang mit einer Krebserkrankung (PUK) [Development and validation of a questionnaire for patient competence in coping with cancer (PCQ)]. *Zeitschrift für Psychosomatische Medizin und Psychotherapie*, 65(3), 239–256.

Förster, C., Colombo, M. G., Wetzel, A. J. et al. (2022). Persisting symptoms after COVID-19: prevalence and risk factors in a population-based cohort. *Deutsches Ärzteblatt International*, 119(10), 167.

Hasenbring, M. I., & Verbunt, J. A. (2010). Fear-avoidance and endurance-related responses to pain: new models of behavior and their consequences for clinical practice. *The Clinical journal of pain*, 26(9), 747–753.

Horn, M., Wathelet, M., Amad, A. et al. (2023). Persistent physical symptoms after COVID-19 infection and the risk of Somatic Symptom Disorder. *Journal of psychosomatic research*, 166, 111172.

Koczulla, A. R., Ankermann, T., Behrends, U. et al. (2022). S1-Leitlinie Long-/Post-COVID. *Pneumologie*, 76(12), 855–907.

Kupferschmitt, A., Etzrodt, F., Kleinschmidt, J. et al. (2023). Nicht nur multimodal, sondern auch interdisziplinär: Ein Konzept für fächerübergreifende Zusammenarbeit in der Rehabilitation des Post-COVID-Syndroms [Not Only Multimodal, but also Interdisciplinary: A Concept for Interdisciplinary Cooperation in the Rehabilitation of Post-COVID Syndrome]. *Psychotherapie, Psychosomatik, medizinische Psychologie*, 73(1), 34–41.

Lemogne, C., Gouraud, C., Pitron, V. et al. (2023). Why the hypothesis of psychological mechanisms in long COVID is worth considering. *Journal of psychosomatic research*, 165, 111135.

Lopez-Leon, S., Wegman-Ostrosky, T., Perelman, C. et al. (2021). More than 50 long-term effects of COVID-19: a systematic review and meta-analysis. *Scientific reports*, 11(1), 16144.

Nguyen, N. N., Hoang, V. T., Dao, T. L. et al. (2022). Clinical patterns of somatic symptoms in patients suffering from post-acute long COVID: a systematic review. *European journal of clinical microbiology & infectious diseases : official publication of the European Society of Clinical Microbiology*, 41(4), 515–545.

Poudel, A. N., Zhu, S., Cooper, N. et al. (2021). Impact of Covid-19 on health-related quality of life of patients: A structured review. *PloS one*, 16(10), e0259164.

Renz-Polster, H., & Scheibenbogen, C. (2022). Post-COVID-Syndrom mit Fatigue und Belastungsintoleranz: Myalgische Enzephalomyelitis bzw. Chronisches Fatigue-Syndrom

[Post-COVID syndrome with fatigue and exercise intolerance: myalgic encephalomyelitis/chronic fatigue syndrome]. *Innere Medizin, 63*(8), 830–839.

Saunders, C., Sperling, S. & Bendstrup, E. (2023). A new paradigm is needed to explain long COVID. *The Lancet. Respiratory medicine, 11*(2), e12–e13.

Schneider, A., Huber, L., Lohse, J. et al. (2023). Association between somatic symptom disorder and symptoms with daily life impairment after SARS-CoV-2 infection – results from a population-based cross-sectional study. *Journal of psychosomatic research, 168*, 111230.

Willis, C., & Chalder, T. (2021). Concern for Covid-19 cough, fever and impact on mental health. What about risk of Somatic Symptom Disorder? *Journal of mental health (Abingdon, England), 30*(5), 551–555.

8 Psychotherapeutische Gruppentherapie beim Post-COVID-19-Syndrom

Alexa Kupferschmitt

8.1 Einleitung

»Ich hatte einen Infekt – ich bin doch nicht psychisch krank.« … Warum (Gruppen-)Psychotherapie beim Post-COVID-Syndrom (PCS) sinnvoll sein kann, erschließt sich den Betroffenen oftmals nicht unmittelbar. Häufig gibt es Berührungsängste, Vorurteile oder gar negative Erfahrungen, die PCS-Patient:innen gegenüber Psychotherapie zurückhaltend werden lassen. Zugleich ist die psychische Belastung aufgrund der psychosozialen Auswirkungen des PCS groß: Isolation, Angstzustände und Depressionen sind häufige Begleiterscheinungen, die eine gezielte psychotherapeutische Intervention erfordern. Insbesondere der Austausch im Gruppensetting hat sich beim PCS als besonders hilfreich erwiesen; mit anderen Betroffenen über die Erkrankung zu sprechen entlastet und kann schnell Selbsthilferessourcen wecken.

Für Therapeut:innen stellt die Durchführung einer Gruppentherapie bei einem neuen Krankheitsbild wie dem PCS eine besondere Herausforderung dar. Ein strukturiertes Vorgehen, welches zunächst psychoedukativ Wissensgrundlagen legt, kann der allgemeinen Unsicherheit und Orientierungslosigkeit der Betroffenen (und auch Therapeut:innen) entgegenwirken (Kupferschmitt & Köllner, 2025). Folgend wird die Auseinandersetzung mittels Übungen und Arbeitsblättern vertieft und ermöglicht, die psychoedukativ erfahrenen Inhalte auf sich selbst zu übertragen.

8.2 Ziele

Das Ziel der Behandlung ist, mit der Erkrankung einhergehende psychische Belastungen zu verringern, die Krankheitsverarbeitung der Patient:innen zu fördern und ihre Lebensqualität zu verbessern. Hierfür eignet sich ein ACT-basiertes Vorgehen mit supportivem Fokus. Neben psychoedukativen Elementen sollte auch ausreichend Raum für ein prozessorientiertes Vorgehen geboten werden, dass der Bearbeitung individueller Patient:innenanliegen/-themen dient. Hier kann die Auseinandersetzung mit den zentralen Themen und existenziellen Fragen im Zusammenhang mit einer PCS-Erkrankung erfolgen (z. B. Auseinandersetzung mit existenziellen Ängsten, verändertes Körper- und Selbstbild, Verlust von Rollen und Aufgaben), wobei eine emotionsgesteuerte Bewältigung angestrebt wird.

8.3 Die Rolle des/der Psychotherapeut:in in der Gruppe

PCS-Betroffene werden immer noch häufig damit konfrontiert, dass ihre Beschwerden abgetan oder als psychisch ausgelöst betrachtet werden. Sie fühlen sich nicht ernst genommen und hilflos, da sie von scheinbar ratlosen Behandler:innen »in die Psycho-Ecke abgeschoben« werden. Folglich entsteht zunächst Zurückhaltung gegenüber Psychotherapie, obgleich es den Betroffenen aufgrund der Einschränkungen und radikalen Lebensveränderung psychisch schlecht geht. Auch wenn eine Psychotherapie die PCS-Symptomatik nicht beheben kann, können Psychotherapeut:innen PCS-Betroffene in ihrer Erkrankung ein Stück weit begleiten und helfen, mit günstigeren Strategien zur Krankheitsverarbeitung nicht nur Lebensqualität zurückzugewinnen, sondern oft auch Symptomreduktion zu ermöglichen. Entscheidend ist, dass PCS-Betroffene hinreichend in ihrem somatisch dominierten Beschwerdeerleben abgeholt werden. Behandelnden ist dringend davon abzuraten, in der Psychotherapie ein Konzept der Psychogenese zu vermitteln und zu versuchen, gemäß der Konversionshypothese ungelöste Konflikte unter der PCS-Symptomatik aufzudecken. Vielmehr sollten Psychotherapeut:innen PCS-Betroffene gedanklich mit Betroffenen anderer somatischer Erkrankungen, z. B. nach einem Herzinfarkt oder einer Krebserkrankung, gleichsetzen. Diese Analogie macht es für die PCS-Betroffenen leichter, psychotherapeutische Unterstützung zu akzeptieren. Häufig kommt es dann im Therapieverlauf doch noch zur Erarbeitung und Modifikation biografisch verankerter dysfunktionaler Schemata, z. B. wenn PCS-Betroffene wiederholt die Erfahrung machen, dass sie immer wieder selbstüberfordernd über ihre Grenze gehen.

8.4 Setting und Ablauf

Für die psychotherapeutische Begleitung des PCS bietet sich eine störungsspezifische Gruppentherapie an. Diese Form der Gruppenpsychotherapie (im Gegensatz zur zieloffenen Gruppe mit Patient:innen mit unterschiedlichen Störungsbilder) eignet sich insbesondere für den stationären Bereich, da dort genügend Patient:innen mit demselben Störungsbild zusammenkommen und voneinander profitieren können.

Die »Post-COVID-Gruppe« umfasst max. zehn Patient:innen (unsere Erfahrung spricht wegen der hohen Irritierbarkeit der Betroffenen allerdings für eine Gruppengröße von sechs bis acht) und bietet den Betroffenen (meist erstmalig) die Gelegenheit, sich über ihre Erkrankung und die sich ergebenden Schwierigkeiten im Alltag und Beruf zu besprechen. In dieser geschützten Gemeinschaft wird heilsames Verständnis und Solidarität erlebbar, was häufig im Kontakt mit unwissend reagierenden Mitmenschen (z. B. Bagatellisierung von Symptomen) vermisst wird. Auch kann im Prozess die Entwicklung von Coping-Fähigkeiten und eine Veränderung der psychischen Belastung erlebt werden. Die Gruppe kann sowohl im ambulanten wie im stationären Setting angeboten werden. Ambulant ist eine Online-Gruppe eine sinnvolle Option, sowohl, weil es dann leichter ist, eine Gruppe zusammenzubekommen, als auch, weil für schwerer Betroffene bereits der Anfahrtsweg eine Herausforderung sein kann. Aufgrund der hohen Erschöpfungsneigung der Betroffenen haben wir gute Erfahrungen damit gemacht, die 90-minütigen Sitzungen mit einer 10-minütigen Pause zu unterbrechen.

8.5 Inhalte und Themen

8.5.1 Psychoedukation

Patient:innen wollen wissen, was ihre Symptome bedeuten, woher sie kommen und was dagegen getan werden kann – dies gilt bei allen Erkrankungen, aber vor allem bei jenen, die relativ neu und noch nicht »in der Breite der Bevölkerung angekommen« sind. Daher steht zu Beginn der psychotherapeutischen Begleitung eine umfangreiche Psychoedukation, in welche die Betroffenen mit ihren Vorkenntnissen und Erfahrungen aktiv einbezogen werden (Kupferschmitt, 2025).

Über die Vermittlung aktueller Forschungsergebnisse, Krankheitsursachen, möglicher psychophysiologischer Zusammenhänge (»Psycho-Somatik«) und Behandlungsoptionen können Patient:innen in ihrer Rolle als Expert:innen für die eigene Erkrankung gestärkt werden und dem Bedürfnis nach Autonomie und Selbstbestimmung wird Rechnung getragen (Nobis & Pielsticker, 2013). Die interaktive Psychoedukation bezweckt über das gemeinsame Erarbeiten von Wissen bereits Verhaltensänderungen anzustoßen (z. B. Einfluss von Vermeidungsverhalten auf körperliche Kondition, Erschöpfungserleben und Herzfrequenz).

Widersprüchliche Informationen zum PCS verunsichern sehr. Ein Teil der Betroffenen nimmt ausschließlich somatische Mechanismen als Einflussfaktor auf die PCS-Symptomatik an, was teilweise in den Medien auch so dargestellt wird. Da die biochemischen Krankheitsmechanismen des PCS bisher noch nicht vollständig verstanden sind und die reine Biologie die Aufrechterhaltung der Symptomatik wahrscheinlich auch nicht vollständig erklären kann, ist es essenziell, den Betroffenen ein multifaktorielles bio-psycho-soziales Krankheitsmodell verständlich zu machen (siehe Kupferschmitt & Köllner, 2023). Neben der »somatischen Blackbox«

haben auch psychologische Faktoren (z. B. Teufelskreis aus Angst – Hyperventilation – Atemnot; Teufelskreise aus Angst/depressive Stimmungslage – Belastungsvermeidung – Dekonditionierung – Fatigue) und soziale bzw. Umweltfaktoren (z. B. Isolation) einen Einfluss auf die Krankheitsverarbeitung. Vor dem Hintergrund dieses Verständnisses kann dann die Motivation für ein bio-psycho-soziales Therapie- oder Rehabilitationsangebot akzeptierter und zügiger aufgebaut werden. Eine ausführliche Darstellung psychoedukativer Inhalte beim PCS findet sich bei Kupferschmitt und Köllner (2025).

8.5.2 Therapeutische Arbeit an Akzeptanz und Achtsamkeit

Anhaltende Symptome bzw. chronische Erkrankungen stellen eine Herausforderung für die Adaptionsfähigkeit dar. Nicht selten ist die psychische Gesundheit destabilisiert und die Alltagsplanung, z. B. Freizeitgestaltung, Urlaub, Familienfeiern, beeinflusst. Chronische Beschwerden gefährden die berufliche Leistungsfähigkeit und können eine altersangemessene Aktivität und Teilhabe an der Gesellschaft einschränken. Eine häufige psychische Reaktion auf unliebsame Veränderungen wie Krankheit oder Verlust, ist die (mehr oder weniger bewusste) Verleugnung, um Ängste oder andere unangenehme Gefühle zu lindern (Hackett & Cassem, 1974). Psychotherapeutische Kernelemente in der PCS-Behandlung sind die Vermittlung einer akzeptierenden Haltung gegenüber dem derzeitigen Gesundheitszustand und das Praktizieren von Achtsamkeit im Alltag. Letzteres dient dazu, sowohl psychischen Stress als auch körperliche Stressoren bewusst wahrzunehmen und regulieren zu lernen. Erfahrungsgemäß zeichnet sich ein Großteil der PCS-Betroffenen durch eine außerordentliche Leistungsorientierung und einen sehr aktiven Lebensstil aus. Die PCS-Erkrankung »bremst« die Betroffenen aus, entzieht ihnen ihren zentralen Bewältigungsmechanismus (Durchhalten, Leistung willentlich abrufen), was als leidvoller Kontrollverlust erlebt wird. Viele PCS-Patient:innen verfügen auch eher über eine eingeschränkte Körperwahrnehmung und gering ausgebildete Kompetenzen in den Bereichen Selbstfürsorge und Energiemanagement; für eine adäquate Krankheitsverarbeitung fehlen ihnen Basiskompetenzen. Um die Selbstwirksamkeit wieder zu stärken, kann das Trainieren von Achtsamkeit über Übungen (z. B. Body-Scan) oder dem wertungsfreien Beobachten von Gedanken und Gefühlen hilfreich sein. Durch die Schulung einer besseren Körperwahrnehmung und Reflexionsfähigkeit können die Betroffenen erst lernen, eigene (Belastungs-)Grenzen und Bedürfnisse wahrzunehmen und bewusst aus dem gewohnten »Durchhalteverhalten« auszusteigen (siehe hierzu auch ▶ Kap. 9). Auch die Datenlage zeigt, dass achtsamkeitsbasierte Interventionen zu einer Reduktion von jenen Symptomen führen können, die Überschneidungen mit Post-COVID aufweisen (z. B. Schmerzen und Fatigue bei Fibromyalgie oder Multipler Sklerose) (Han, 2021; Lush et al., 2009; Schroth & Köllner, 2020).

8.6 Hilfreiche Techniken und Methoden/Konzepte

Zusätzlich zur Etablierung einer akzeptierenden Haltung sollten auch auf der *Handlungsebene Coping-Fähigkeiten* bzw. die Krankheitsverarbeitung gefördert werden. Hier ist z. B. an folgende vier Maßnahmen der Krankheitsbewältigung zu denken:

1. Sich *informieren* (solide Fachliteratur, Patient:innenschulung etc.),
2. *organisieren* (sich mit der Erkrankung vertraut machen und den Alltag neu organisieren),
3. *selbstständig bleiben* (Leben weitgehend selbstständig gestalten, Prioritäten setzen, um Hilfe bitten/Hilfe ablehnen),
4. *aktiv bleiben* (geistig/körperlich aktiv bleiben, mit den Energien besser haushalten, Lebensqualität erhalten).

Mit der Krankheitsverarbeitung auf Handlungsebene geht das Gefühl von Selbstwirksamkeit einher. Hier ist ein weiterer Ansatzpunkt: *Selbstwirksamkeitserleben und Kontrollüberzeugung*. Diese hängen insofern zusammen, als dass eine Person, die überzeugt ist, etwas beeinflussen zu können, auch ausreichend Selbstwirksamkeitserwartung entwickelt, um Veränderungsprozesse anzustreben und auch widrige Umstände aktiv zu gestalten.

In der Auseinandersetzung mit schweren Erkrankungen ist die Kenntnis des *Phasen-Modells nach Kübler Ross* (1972/2018) hilfreich. Über dieses Modell ist das Verhalten von PCS-Betroffenen besser erklärbar: Hoffnung auf Irrtum/Nicht-Wahrhaben-Wollen; Frage nach dem Warum & Aggression; Verhandeln/Wunsch nach Aufschub; Trauer/Depression; Akzeptanz. Beispielsweise leugnen PCS-Betroffene häufig sehr lange die Realität ihrer Einschränkungen. Dies kann in dem Versuch, »weiterzumachen wie bisher« und »über Krankheitssymptome hinwegzugehen« (vgl. Avoidance-Endurance), sichtbar werden. Die Bereitschaft, sehr viel Geld für alternative Heilmethoden auszugeben, um das alte Leben zurückzubekommen, kann der Phase des Verhandelns zugeordnet werden. Oftmals sind bei PCS-Betroffenen Wut und Zorn zu beobachten. Dieser entlädt sich nicht selten auch gegen die Behandelnden (z. B. Vorwurf der Psychologisierung und im Grunde auch keine wirkungsvolle Hilfe anbieten zu können). Die Vorwürfe können sehr heftig vorgetragen werden und auch verletzend sein. Für Behandelnde ist es entlastend, sich klarzumachen, dass PCS-Betroffene mit der Wut eigentlich auf die mit dem PCS einhergehenden Verluste reagieren und es sich nicht um einen persönlichen Angriff handelt. Laut Kübler-Ross sind die verschiedenen heftigen Emotionen natürliche Reaktionen, die nach einer bestimmten Zeit wieder abklingen und im günstigen Fall in eine positive Entwicklung in Richtung Akzeptanz münden. Die Aufgabe der behandelnden Psychotherapeut:innen ist es, diese Entwicklung zu begleiten.

Das *Avoidance-Endurance-Modell* (Hasenbring & Verbunt, 2010) ist ein auf Fatigue adaptiertes Konzept aus der Schmerztherapie, welches eine plastische Arbeitshypothese für Krankheitsverhalten bildet, dass beim PCS modulierend wirken kann. Auf der einen Seite steht eine geringe Krankheitsakzeptanz und die Tendenz zur Selbstüberforderung mit dysfunktionalen Durchhaltestrategien (»dysfunktionales Durchhalten«), auf der anderen Seite können krankheitsbezogene Ängste mit Sorge vor Überlastung oder einer Symptomverschlechterung in ausgeprägtes Vermeidungsverhalten münden (»ängstliches Vermeiden«). »Dysfunktionale Durchhalter:innen« reagieren auf Erschöpfung oder andere Symptome mit »ungebremst weitermachen« und »Zähne zusammenbeißen«, was langfristig in die Überlastung und zu Symptomverschlechterung führt. »Ängstliche Vermeider:innen« verhalten sich gemäß der Überzeugung, dass Aktivität oder Belastung immer symptomintensivierend bzw. potenziell schädigend wirkt: sie vermeiden zunehmend Aktivität, aus Angst vor Überlastungserscheinungen. Langfristig führt jedoch die resultierende Inaktivität zu Dekonditionierung und einer Chronifizierung der Symptomatik. Unter Nutzung des Avoidance-Endurance-Konzepts kann es Ziel der psychotherapeutischen Begleitung sein, die Betroffenen in die Lage zu versetzen, ihr eigenes Verhalten zu reflektieren und aufbauend darauf, hin zu moderater Aktivität mit ausreichenden Pausen zu flexibilisieren. Inzwischen gibt es erste empirische Belege dafür, dass die »Durchhalter:innen« unter den PCS-Betroffenen die größere Subgruppe ausmachen, dass aber Vermeidungsverhalten (v. a. von körperlicher Aktivität) in stärkerem Maße Fatigue vorhersagt (Kupferschmitt et al., 2025).

8.7 Stolpersteine und Lösungswege

Aufgrund der Überschneidung von PCS-Symptomen mit Schwerpunkt Fatigue und kognitiven Störungen zu depressiven Krankheitsbildern fühlen sich PCS-Betroffene schnell in die »Psycho-Ecke geschoben« und stehen so einer psychotherapeutischen Betreuung meist ambivalent bzw. zurückhaltend gegenüber. Daher ist im Umgang mit PCS-Betroffenen entscheidend, glaubhaft zu vermitteln, dass man als Therapeut:in davon ausgeht, dass es sich beim PCS nicht um ein psychogenes Störungsbild handelt, sondern um eine somatisch ausgelöste Erkrankung, die jedoch deutliche Auswirkungen auf die Lebensqualität und somit auch auf das psychische Befinden haben kann.

Neben dem »Stolperstein« der Psychologisierung stellt auch ein ausschließlich somatisches Krankheitsverständnis ein Problem dar, da so häufig ausschließlich medikamentöse oder interventionelle Ansätze, wie z. B. experimentelle Verfahren wie Apherese, Hyperbare Sauerstofftherapie oder Kortison-Stoßtherapie, fokussiert werden. Bisher liegen für diese Verfahren jedoch noch keine Wirksamkeitsnachweise vor, sodass bei ausschließlicher Fokussierung auf die Somatik, hilfreiche Ansatzpunkte (z. B. Psychotherapie, Bewegungstherapie, kognitives Training) vergeben werden. Entscheidend ist wieder die Vermittlung eines bio-psycho-sozialen Krankheits- und Genesungsmodells. Angesichts der fehlenden kurativen Therapien und noch nicht final geklärten Pathogenese des PCS hat es sich als klug erwiesen, klar und offen die noch bestehenden Wissenslücken gegenüber den Betroffenen zu benennen, statt ausweichend auf »Geduld« zu verweisen oder die Beschwerden zu bagatellisieren.

Nicht selten sind PCS-Betroffene wiederholt mit Aussagen ihres Umfeldes konfrontiert, die relativierend und beruhigend gemeint sind, jedoch als Bagatellisierung der Beschwerden erlebt werden. Zusätzlich erhalten Betroffene von Nichtbetroffenen »Tipps« und gut gemeinte Ratschläge, die meist am Kern der Problematik vorbei gehen (z. B. »du musst eben einen schönen Erholungsurlaub machen«). Jeder ist zwar »mal erschöpft«, »verlegt mal den Schlüssel« oder hat »Muskelkater«. Allerdings sind diese, auch dem gesunden Menschen bekannten Phänomene einer nach Aktivität adäquaten Müdigkeit oder stressinduzierten Vergesslichkeit nicht vergleichbar mit dem Symptomausmaß von PCS-Betroffenen. Die beim PCS vorliegende körperliche und/oder seelisch-geistige Erschöpfung/Ermüdung bzw. Fatigue ist krankhaft und unverhältnismäßig zur vorangegangenen Aktivität und kann auch unabhängig von Belastung vorliegen, was sie klar von normaler Müdigkeit oder Erschöpfung abgrenzt. Ebenso verhält es sich mit den kognitiven Beeinträchtigungen oder den Muskelschmerzen beim PCS, die klar von »normaler Stress-/Altersvergesslichkeit« und »normalem Muskelkater« abzugrenzen sind. Die eindeutige Pathologie der doch sehr allgemeinen PCS-Beschwerden verdeutlicht, warum PCS-Patient:innen sensibel auf Relativierungen reagieren und besonders ernst genommen und in ihrer somatischen Belastung gesehen werden müssen, bevor überhaupt psychotherapeutisch gearbeitet werden kann. Gut gemeinte Ratschläge decken meist das ab, was PCS-Betroffene bereits vergeblich versucht haben (z. B. geduldig sein, sich erholen, sich schonen, über die Symptomatik hinweggehen etc.).

Ein relativ neues Krankheitsbild wie das PCS braucht von therapeutischer Seite Offenheit gegenüber dem Erleben der Betroffenen sowie die Bereitschaft, sich der Unterstützung chronisch Erkrankter zu widmen, da deren Krankheitsdauer und -verlauf noch weitgehend ungeklärt sind.

8.8 Fazit für die Praxis

- Eine psychotherapeutische Betreuung von PCS-Betroffenen kann insbesondere im Gruppensetting zur emotionalen Entlastung beitragen und die Krankheitsbewältigung und Anpassung an eine neue Lebensrealität fördern.
- Psychotherapeut:innen haben die Aufgabe, PCS-Betroffene analog zu psychokardiologischen oder onkologischen Patient:innen in der Krankheitsbewältigung und Adaption an mögliche Leistungseinschränkungen zu unterstützen sowie psychische Komorbiditäten zu behandeln.
- Hilfreiche Konzepte sind hierbei: ein bio-psycho-soziales Krankheitsverständnis, das Avoidance-Endurance-Modell, ACT; das Verständnis, dass Akzeptanz nicht mit Aufgeben oder Gut-Finden gleichzusetzen ist, sowie die Thematisierung eines rigiden Leistungsethos.

8.9 Literatur

Hackett, T. P., & Cassem, N. H. (1974). Development of a quantitative rating scale to assess denial. *Journal of Psychosomatic Research*, *18*(2), 93–100. https://doi.org/10.1016/0022-3999(74)90072-5

Han, A. (2021). Mindfulness- and Acceptance-Based Interventions for Symptom Reduction in Individuals With Multiple Sclerosis: A Systematic Review and Meta-Analysis. *Archives of Physical Medicine and Rehabilitation*, *102*(10), 2022–2031.e4. https://doi.org/10.1016/J.APMR.2021.03.011

Hasenbring, M. I., & Verbunt, J. A. (2010). Fear-avoidance and endurance-related responses to pain: New models of behavior and their consequences for clinical practice. *Clinical Journal of Pain*, *26*(9), 747–753. https://doi.org/10.1097/AJP.0B013E3181E104F2

Kübler-Ross, E., Wessler, S., & Avioli, L. V. (1972). On death and dying. *JAMA*, *221*(2), 174–179. https://doi.org/10.1001/jama.1972.03200150040010

Kupferschmitt, A., & Köllner, V. (2023). Psychotherapeutische Begleitung des Post-COVID Syndroms. *Die Psychotherapie*. https://doi.org/10.1007/s00278-023-00691-5

Kupferschmitt, A., & Köllner, V. (2025). *Post-COVID Syndrom erfolgreich therapieren*. München, Elsevier.

Kupferschmitt A (2025). Psychoedukation. In H. Kruse, S. Zipfel, V. Köllner et al. (Hrsg.): *Leitfaden Psychosomatische Medizin und Psychotherapie*. Köln, Deutscher Ärzteverlag, 3. Aufl.

Kupferschmitt, A., Determeyer, N., Hasenbring, M. et al. (2025). Einfluss dysfunktionaler Schon- und Durchhaltemuster auf die Aufrechterhaltung von Post-COVID Fatigue? – eine Pilotstudie. *Psychother Psych Med*. DOI: 10.1055/a-2515-2531

Lush, E., Salmon, P., Floyd, A. et al. (2009). Mindfulness meditation for symptom reduction in Fibromyalgia: Psychophysiological correlates. *Journal of Clinical Psychology in Medical Settings*, *16*(2), 200–207. https://doi.org/10.1007/s10880-009-9153-z

Nobis, H. G., & Pielsticker, A. (2013). Ärztliche Edukation und Kommunikation in der primären Schmerzbehandlung: Klinische Relevanz und pädagogische Herausforderung. *Schmerz*, *27*(3), 317–324. http://dx.doi.org/10.1007/s00482-012-1289-3

Schroth, S., & Köllner, V. (2020). Akzeptanz und Commitment Therapie (ACT) bei körperlichen Erkrankungen. *Ärztliche Psychotherapie*, *15*(3), 177–183. https://doi.org/10.21706/AEP-15-3-177

9 Bewegungstherapie für Patient:innen mit Post-COVID-Syndrom

Judit Kleinschmidt

9.1 Einleitung: Warum Bewegungstherapie?

Vielen PCS-Erkrankten ist die Teilhabe am alltäglichen Leben nur eingeschränkt oder im Extremfall (schweres ME/CFS) nahezu gar nicht möglich. Angepasste Bewegungstherapie kann hier ein wesentliches Therapieelement für PCS-Betroffene sein, um Bewegungsfreiheit und Lebensqualität zurückzugewinnen. Es hat sich gezeigt, dass sich ein wohldosiertes Ausdauer- und Krafttraining hier günstig auswirkt, und es wurden hierzu inzwischen evidenzbasierte Empfehlungen erarbeitet (Glockel et al., 2024). In diesem Kapitel soll kurz die Evidenzlage für die Bewegungstherapie beim PCS dargestellt werden. Es folgt eine Darstellung eines seit 2021 durchgeführten und evaluierten Bewegungstherapiekonzepts aus der internistisch-psychosomatischen Rehabilitation. Zum Abschluss folgen Hinweise und Überlegungen zur Übertragung in andere Settings.

9.2 Evidenzlage

Ein aktuell im British Medical Journal veröffentlichtes systematisches Review (Zeraadkar et al., 2024), das auch somatische und medikamentöse Behandlungsoptionen erfasste, zeigt, dass es aktuell für folgende Behandlungsverfahren des PCS Evidenz gibt: CBT, »physical and mental health rehabilitation« sowie »intermittent aerobic exercise«. Besonders für die Bewegungstherapie ist die Evidenz seit 2022 kontinuierlich gewachsen. So konnten u. a. Jimeno-Almazán et al. in zwei RCTs 2022 und 2023 sowie Kieffer et al. (2024) nachweisen, dass durch aerobes Ausdauer- und Muskelaufbautraining in individueller, moderater Intensität sowohl physiologische Leistungsparameter als auch Fatigue, Dyspnoe, Lebensqualität und Depressivität verbessert werden konnten, ohne dass es zu nennenswerten Zwischenfällen im Sinne einer PEM kam. Barz et al. (2024) konnten in einer RCT für ein 10-wöchiges ambulantes symptomtitriertes und individualisiertes Trainingsprogramm einen signifikanten Effekt auf Fatigue, Lebensqualität und körperliche Fitness nachweisen. Das Besondere an diesem Programm ist, dass es durch die Kooperation mit speziell geschulten kommerziellen Fitnessstudios gut in der Flächenversorgung umgesetzt werden konnte.

Wichtig ist zu betonen, dass in allen Studien die Trainingssteuerung individualisiert angepasst wurde. Dies kann ein wichtiger Unterschied zu »Graded Exercise-Studien« zu ME/CFS sein, die von den Betroffenen kritisiert werden und deren Effekte vor allem bei schwer betroffenen Patient:innen nicht einheitlich positiv sind. In diese Richtung gehen auch die evidenzbasierten Empfehlungen zur Bewegungstherapie zum PCS von Gloeckl et al. (2024). Für das hier vorgestellte Konzept konnte gezeigt werden, dass es sowohl zu einer signifikanten Verbesserung der Gehstrecke um 120 Meter kam wie auch zu einer Verbesserung der aeroben Schwelle in der Spiroergometrie. Klinisch relevante Verschlechterungen im Sinne eines PEMs wurden nicht beobachtet (Kleinschmidt et al., 2025).

9.3 Grundlagen und Ziele der Bewegungstherapie beim PCS

Viele PCS-Patient:innen sind sehr verunsichert, was das richtige Maß an Belastung sein könnte. Einerseits besteht die Angst vor einem »Crash«, also einer über Tage anhaltenden, deutlichen Verschlechterung nach einer Belastung und in letzter Konsequenz einer Abwärtsspirale mit immer geringerer Belastbarkeit als Folge von Überforderung. Andererseits neigen viele Patient:innen dazu, zu schnell zu viel von sich zu fordern und versuchen, direkt wieder an das Leistungsniveau von vor der Infektion heranzukommen. Hilfreich zum Verständnis ist hier das in der Schmerztherapie etablierte Avoidance-Endurance-Konzept, das bereits in den Kapiteln 6 und 8 dargestellt wurde. Inzwischen gibt es erste Befunde, dass sich sowohl Vermeidung als auch Distress-Endurance-Verhalten ungünstig auf die körperliche Leistungsfähigkeit beim PCS auswirken (Burmehl et al., 2025). Bewegungstherapie bietet hier die Chance, mithilfe der konkreten Erfahrungen zu einer realistischen Selbsteinschätzung zu kommen. ▶ Abb. 9.1 zeigt, wie Bewegungstherapie helfen kann, Auswege aus den Teufelskreisen der ängstlichen Vermeidung bzw. des dysfunktionalen Durchhaltens zu finden. Von besonderer Bedeutung ist die Erfahrung, dass es auch eine gesunde Erschöpfung gibt: eine leichte Erschöpfung nach inzwischen vielleicht ungewohnter körperlicher Anstrengung (Dekonditionierung) ist nicht automatisch ein Crash! Normaler Muskelkater darf nicht als Verschlechterung der Post-COVID-Symptomatik fehlgedeutet werden. Es ist für die Betroffenen wichtig, zwischen »normaler« Erschöpfung und durch Überlastung ausgelösten, länger anhaltenden Symptomen unterscheiden zu lernen. Auch hier spielt psychoedukatives Erwartungsmanagement eine Rolle.

Andererseits sind chronische Schmerzen – teilweise ähnlich wie beim Fibromyalgiesyndrom – häufige Symptome des PCS. Oft fühlt sich der Körper bei körperlicher Aktivität eben nicht mehr so an wie vorher. Schmerzen und Erschöpfung können intensiver und zu einem deutlich früheren Zeitpunkt auftreten als vor der Infektion. Die Bewegungstherapie bietet hier die Chance, den Körper im

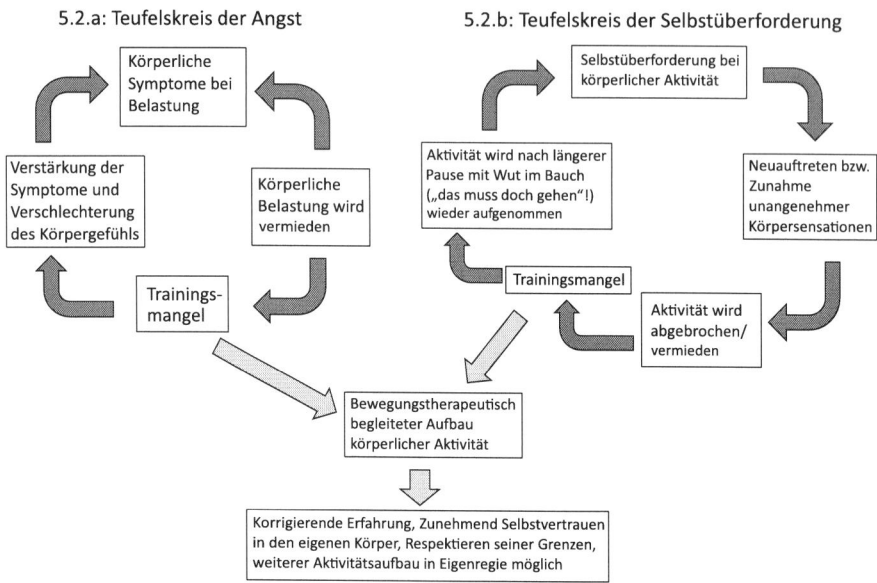

Abb. 9.1: Teufelskreise, die mit Bewegungstherapie aufgelöst werden können (aus Kleinschmidt, 2025)

Tun neu kennenzulernen und ein Gespür dafür zu entwickeln, welche Symptome harmlos und vorübergehend sind und welche als Warnhinweis beachtet werden sollten. Ein wohldosiertes ganzkörperliches Training wird dann eher als entspannend und schmerzreduzierend empfunden.

Für viele Patient:innen stellt die schmerzhafte Konfrontation mit den enger gewordenen Grenzen der körperlichen Belastbarkeit eine frustrierende Erfahrung dar. In manchen Fällen wird ein allein durchgeführtes Training in einer solchen Situation abgebrochen und weitere körperliche Aktivität vermieden. Hier ist es eine Chance der Rehabilitation, Patient:innen durch diese frustrierende Erfahrung zu begleiten und beratend zur Seite zu stehen, bis am Ende doch vorsichtige Erfolgserlebnisse erreicht werden (▶ Abb. 9.1 (5b)). Die Kooperation mit der Psychotherapie und besonders dem ACT-Ansatz ist hier hilfreich.

Eine gute Orientierung der Belastbarkeit für die Patient:innen bietet die Borg-Skala (▶ Abb. 9.2). Hier können sie lernen, auf einer numerischen Analogskala Belastung und Dyspnoe für sich einzuschätzen und zu kommunizieren. Bereits das Quantifizieren auf der Skala ist therapeutisch wirksam: die Patient:innen lernen, dass es nicht nur die beiden Alternativen Luftnot oder keine Luftnot gibt, sondern verschiedene Abstufungen. Gerade für sehr ängstliche Patient:innen, bei denen anfangs bereits eine geringe Symptomatik Panik auslöst, fällt es mithilfe der Skala leichter, zwischen Symptomen der Angst und der tatsächlichen körperlichen Belastung zu differenzieren.

Die Ziele der Bewegungstherapie sind im Folgenden dargestellt. Betont sei hier, dass weniger eine schnelle Leistungssteigerung, sondern vor allem eine Verbesse-

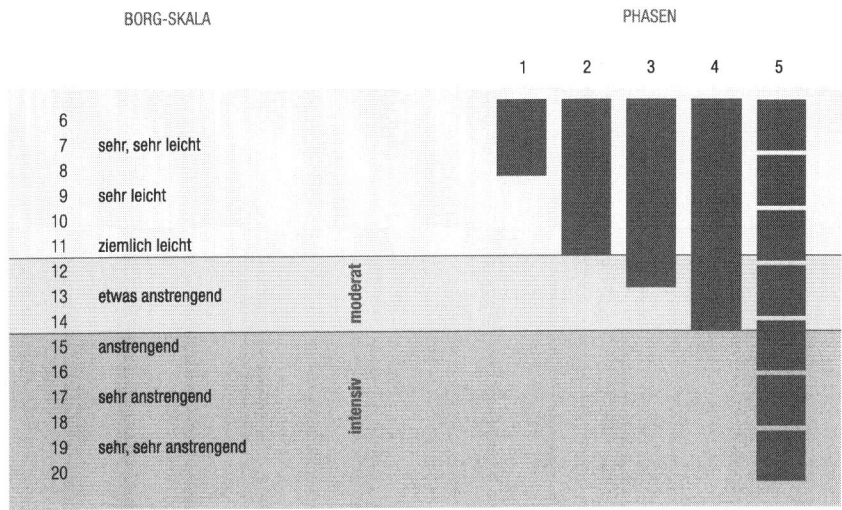

Grafik und Phasen mod. nach WHO (2021): Empfehlungen zur Unterstützung einer selbstständigen Rehabilitation nach COVID-19-bedingter Erkrankung, 2. Ausgabe.

Abb. 9.2: Borg-Skala (hier nach DVGS, 2022)

rung der Körperwahrnehmung und der Wiederaufbau von Vertrauen in den eigenen Körper im Vordergrund stehen.

Ziele der Bewegungstherapie beim PCS (aus Kleinschmidt et al., 2025):

- Verbesserung der Körperwahrnehmung
- Verbesserung der kardiopulmonalen Leistungsfähigkeit und der peripheren Sauerstoffausschöpfung
- Verbesserung von Ausdauerleistung, Flexibilität und körperlicher Belastbarkeit (Trainingseffekt)
- Verbesserung der Atemregulation, Reduktion von dysfunktionalen Atemmustern und Dyspnoe
- Verbesserung von Koordination und Gleichgewicht
- Verbesserung der Spannungswahrnehmung und -regulation
- Abbau von bewegungsbezogenen Ängsten
- Erkennen von Frühwarnsymptomen und deren Beachtung zur Prävention von PEM
- Förderung von Selbstwirksamkeit
- Antidepressiver Effekt
- Neurobiologische Effekte: Günstige Beeinflussung von Immunsystem, Stresshormonen (HHNNR-Achse) und Reduktion von oxidativem Stress.

Das hier vorgestellt Konzept ist allerdings nur bei Patient:innen mit einem mittleren Beeinträchtigungsgrad sinnvoll anzuwenden. Patient:innen mit einem schwer ausgeprägten ME/CFS mit Bell-Score von 30 und darunter wären hiervon überfordert und könnten nicht profitieren bzw. könnten Rückfälle erleiden. Hier sind deutlich betreuungs- und zeitintensivere Konzepte notwendig, wie aktuell von Haberer et al. (2025) beschrieben.

9.4 Inhalte der Bewegungstherapie in der Psychosomatischen Rehabilitation

Eine (teil)stationäre Rehabilitation bietet die Möglichkeit, die Effekte von regelmäßiger, angemessen dosierter Bewegung zu erfahren und den Prozess der Veränderung selbst zu erleben. Das Programm der Bewegungstherapie sieht im Reha-Zentrum Seehof zum Beispiel so aus:

- Psychoedukation: Am Anfang steht eine Einführung in Ziele und Ablauf der Bewegungstherapie beim PCS (45 Minuten). Wichtig ist hierbei der Hinweis, dass es primär um eine Steigerung von körperlichem Wohlbefinden und Bewegungsfreiheit und nicht um eine möglichst schnelle Leistungssteigerung geht.
- Zwei- bis dreimal wöchentlich 30 Minuten Bewegungstherapie.
- Dreimal wöchentlich 30 Minuten pulsgesteuertes Ergometertraining.
- Einmal wöchentlich 45 Minuten Walking.
- Einmal wöchentlich 1 h Atemtherapie.
- Je einmal Mal wöchentlich 30 sitzend und 45 liegend PMR nach Jacobsen.
- Je nach individueller Indikation Qigong, Yoga, Wassergymnastik, Nordic Walking.

Im Vergleich zum Psychosomatik-Konzept wurde die Dauer der Bewegungstherapiegruppe verkürzt, dafür gibt es insgesamt mehr kürzere bewegungstherapeutische Einheiten im Wochenprogramm. Die PCS-Patient:innen trainieren jeweils in einer eigenen Gruppe, was eine spezifische Anpassung der Trainingsintensität an deren meist verminderte Belastbarkeit ermöglicht. Wichtig ist eine personelle Konstanz in der Betreuung der PCS-Patient:innen, um dysfunktionale Muster besser erkennen und verändern zu können. Der oder die Bewegungstherapeut:in sollte möglichst in der Betreuung von Patient:innen mit PCS erfahren oder entsprechend geschult sein.

9.4.1 Bewegungstherapiegruppe

Die Bewegungsgruppen sind 30-minütige Einheiten mit Elementen aus dem Yoga, Qigong, Feldenkrais und Pilates. Jede Einheit startet mit einem Stimmungs-/Belastungsbild, um Programme anzupassen. Mithilfe der Borg-Skala wird der Ist-Zustand bestimmt und es können Bezüge zu vorangegangenen kognitiven und/ oder körperlichen Anstrengungen im Rahmen von Therapieanwendungen oder

Freizeitaktivitäten hergestellt werden. Im Fokus stehen die Körperwahrnehmung und die Pausengestaltung im Training.

9.4.2 Ausdauertraining

Dies ist ein lang anhaltendes Training bei mittlerer Belastungsintensität. Für viele PCS-Patient:innen sind Walking, Nordic Walking, Fahrrad fahren oder Schwimmen/Aquafitness der richtige Einstieg in das Ausdauertraining. Bei stärker eingeschränkten Patient:innen ist nur (schnelleres) Spazierengehen möglich. Sehr leistungsorientierten Patient:innen, die früher vielleicht als ambitionierte Jogger Walker lächelnd überholt haben, fällt es mitunter schwer, sich zunächst auf ein niedriger dosiertes Training einzulassen und dieses ernst zu nehmen. Ein zu schneller Trainingsstart ist jedoch mit einem hohen Rückfall- und Frustrationsrisiko verbunden. Das begleitete Walking in der Klinik ist daher eine Gelegenheit, ein individuell verträgliches und effektives Trainingstempo zu finden.

9.4.3 Ergometertraining

Das pulsgesteuerte, therapeutisch begleitete Ergometertraining mit EKG-Monitoring findet in der Gruppe statt, an drei Terminen pro Woche. Pulsgesteuert bedeutet, dass bei zu hohem Puls die Wattzahl abgesenkt und bei niedrigem Puls erhöht wird, sodass sich die Trainingsherzfrequenz während der Belastung anpasst. Es bedeutet nicht, dass die Patient:innen dabei die ganze Zeit ihre Pulsfrequenz selbst im Blick haben. Die Belastungsgrenze wird zu Beginn der Rehabilitation im Rahmen der Eingangsdiagnostik mithilfe eines Belastungs-EKGs ermittelt. Außerdem gibt das Training in der Gruppe den Patient:innen Sicherheit. Das Ergometertraining kann von den Patient:innen mit einem Heimtrainer oder in einem Fitnessstudio ambulant fortgesetzt werden. Gerade Patient:innen mit einem hohen Bedürfnis nach Sicherheit und Kontrolle bevorzugen diese Option des Ausdauertrainings.

9.4.4 Krafttraining

Das Krafttraining mit oder ohne Geräte hilft, gezielt Muskelgruppen mit Gewichten zu kräftigen. Für ein effektives Training werden zwei bis drei Trainingseinheiten pro Woche empfohlen, es sollte ein abwechslungsreiches Training sein, bei dem alle großen Muskelgruppen angesprochen werden. Ein kräftigendes Training kann ebenso zu Hause auf der Matte oder auf dem Teppich, mit und ohne Hilfsmittel stattfinden. Die Bewegungstherapie gibt hierzu Anregungen.

PCS-Patient:innen sollten durch das Training möglichst keine weiteren Crashs erleben, darum ist es wichtig, die Entwicklung des Trainings initial zu supervidieren. Die Dosierung und die Pausengestaltung spielen auch hier eine wichtige Rolle, gerade bei trainierten Patient:innen ist die Neigung zur Überforderung gegeben, durch ein zu schnelles Zurückkehren zu »alten« Gewichten. Gerade Patient:innen mit schwereren körperlichen Einschränkungen können gezielt und kontrolliert trainieren und dabei auf die Tagesform individuell eingehen.

Das Krafttraining an Geräten ist für alle gut, die es vor ihrer Erkrankung auch schon durchgeführt haben. Für manche Patient:innen ist es gerade das Gerätetraining, welches sie gut zu Hause in Begleitung, oder Unterstützung realistisch umsetzen können. Wichtig ist, dass ein den ganzen Körper ansprechendes Training regelmäßig gemacht wird, dabei können die Erfahrungen in einer Reha helfen. Für PCS-Patient:innen haben sich kurze, aber dafür mehr Einheiten mit entsprechender Regenerationsphase in der Woche günstig gezeigt. Gerade beim Gerätetraining ist initial ein oder eine beratender oder beratende Trainer:in/Therapeut:in als Ansprechpartner:in bei Rückfragen oder Unsicherheiten hilfreich.

9.4.5 Entspannungstraining

In der Rehabilitation beim PCS wird als Entspannungsmethode die Progressive Muskelentspannung nach Jacobsen durchgeführt. Diese Form der Entspannung führt zu einer gesteigerten Wahrnehmung von Anspannungen, der Körper kann differenzierter wahrgenommen werden. Rückmeldungen über Intensität der Anspannung der Muskulatur helfen in der Reflexion. Je nach Belieben können die Augen geschlossen werden, jederzeit ist ein Positionswechsel möglich, jedoch sollte die Aufmerksamkeit bei der jeweiligen Muskelgruppe bleiben.

Die Progressive Muskelentspannung nach Jacobsen eignet sich sehr gut, eine erste wirkliche Qualität von Entspannung kennenzulernen. Sie ist einfach in der Umsetzung, es wird nicht viel benötigt und bei etwas Übung ist ein gewünschter Effekt schnell herbeizuführen.

Entspannungsverfahren – und insbesondere die PMR – werden in ihrem Effekt und ihrer Bedeutung der Patient:innen oft unterschätzt. In einer Multicenter-Studie, in der über 1.000 Patient:innen nach stationärer PCS-Rehabilitation in der 6-Monats-Katamnese zum Reha-Erfolg nachbefragt wurden (Kupferschmitt et al., 2024), gaben über 70% an, die Entspannungstherapie habe geholfen. Diese war damit das am besten bewertete Behandlungsangebot. Über 55% gaben an, die in der Rehabilitation gelernten Übungen auch nach sechs Monaten noch zu Hause weiterzuführen. Die klinische Erfahrung, dass viele PCS-Patient:innen Probleme mit der Spannungsregulation haben, sprechen ebenso wie diese Daten dafür, Entspannungstraining sowohl in die stationäre wie in die ambulante Behandlung von PCS-Patient:innen zu integrieren.

9.4.6 Atemtherapie

Atemtherapie ist vor allem dann indiziert, wenn die Patient:innen unter Dyspnoe und anderen Atembeschwerden leiden. Je nach Befund der Patient:innen und der Zielsymptomatik sind unterschiedliche Techniken indiziert:

- *Training der Atemmuskulatur* ist in erster Linie indiziert, wenn Patient:innen nach einem schweren Verlauf der akuten COVID-19-Infektion – besonders, wenn eine längere Beatmung erforderlich war – unter einer geschwächten Atemmuskulatur leiden. Ziele können sowohl eine globale Kräftigung der Atemmuskulatur als auch ein gezieltes Training einzelner Muskelgruppen (z. B. Zwerchfell) sein. Bei gestörter pulmonaler Diffusionskapazität kann auch ein Training der Atemhilfsmuskulatur sinnvoll sein.

- *Atemberuhigende Techniken* haben das Ziel, dysfunktionale Atemmuster zu durchbrechen und zu verändern. Achtsame Atemübungen und das Training der Atemhilfsmuskulatur sowie Dehnübungen und die Schulung der Körperwahrnehmung sind Inhalte und Ziele. Die Atemtherapie hilft den Patient:innen, ihren eigenen Atem und ihr Atemverhalten in bestimmten Situationen wahrzunehmen, zu reflektieren. Das Erspüren der Atmung ist bei Patient:innen mit einer Post-COVID-Erkrankung nicht immer leicht. Die Atmung wird oft als schwer und anstrengend beschrieben. Ursache können sowohl eine habituelle (also nicht erforderliche) Hyperventilation oder dysfunktionale Atemmuster im Sinne einer Schonhaltung (z. B. zu flacher Atem) sein.
- *Lösung von Blockaden;* Hier kommen vor allem physiotherapeutische Techniken wie die *Reflektorische Atemtherapie* zum Einsatz, aber auch viele mobilisierende Übungen und Dehnungen. Jedoch ist die Reflektorische Atemtherapie ein ganzheitliches Konzept, wobei der Atem vor allem über das Zwerchfell unwillkürlich reguliert wird und dadurch verschiedene Körperfunktionen beeinflusst werden. Durch intensive Grifftechniken werden körpereigene Rezeptoren im Bindegewebe aktiviert, Verspannungen gelöst und eine intuitive Atmung gefördert. Während die beiden o. g. Verfahren gut in Gruppen eingesetzt werden können, handelt es sich hierbei um eine Einzelbehandlung.

Atembeschwerden dürfen nicht vorschnell als angstbedingt oder funktionell eingestuft werden. Die in unserer Klinik behandelten PCS-Patient:innen hatten so gut wie alle einen unauffälligen Befund in der Bildgebung der Lunge oder einer einfachen Lungenfunktionsuntersuchung. Wir gingen deshalb zunächst davon aus, dass Hyperventilation vor allem als Symptom von Angst oder Anspannung zu interpretieren sei. Erst die im Rahmen der PoCoRe-Studie durchgeführte Spiroergometrie ergab, dass dies nur bei einem Teil der Betroffenen zutraf. Bei einer zweiten, etwa gleich großen Subgruppe lag tatsächlich eine diskrete Störung der Perfusion vor – hier war die Hyperventilation also als Ausgleichsmaßnahme sinnvoll. Allerdings konnten beide Subgruppen am Ende der Rehabilitation von dem trainingsorientierten Therapieprogramm profitieren (Sütfels et al, 2024).

9.5 Umsetzung im ambulanten Setting

Während im stationären Setting und insbesondere in der Rehabilitation die Kombination von Bewegungs- und Psychotherapie fester Bestandteil des multimodalen Konzepts ist, ist dies im ambulanten Bereich nicht so leicht umzusetzen.

Eine Möglichkeit in der ambulanten Praxis ist es, Rehasport zu empfehlen oder zu verordnen. Je nach Zusatzdiagnose kann körperliches Training in Gruppen mit unterschiedlicher Intensität bzw. variierenden Inhalten vermittelt werden (Lungensport, Herzsportgruppen, Orthopädischer Rehasport usw.). Die gesetzlichen Krankenkassen halten zudem in der Regel ein großes Kursangebot vor, welches z. B. Krafttraining, Yoga und Pilates umfasst. Außerdem bieten sie verschiedene Bewegungs- und Gesundheitskurse auf ihrer Online-Plattform an – in den letzten Jahren sind hier viele innovative Angebote hinzugekommen. Patient:innen sollten hier ermuntert werden, sich über die Internetangebote ihrer Krankenkasse zu informieren. Empfehlenswert sind auch die Volkshochschulen mit einem breiten Bewegungs- und Entspannungsangebot.

Optimal wäre es, ähnlich wie im stationären Setting, parallel zur Verhaltenstherapiegruppe eine Bewegungstherapiegruppe anzubieten, mit regelmäßigem Austausch der Therapeut:innen. Dies erfordert im ambulanten Bereich allerdings eine Menge Kreativität, Organisationstalent und Idealismus, nicht zuletzt, weil der mit dem interdisziplinären Austausch verbundene Aufwand aktuell nicht honoriert wird. Außerdem sind bewegungstherapeutische Angebote für Post-COVID-Patient:innen leider bisher nicht flächendeckend vorhanden. Allerdings werden an immer mehr Orten Gruppenleiter: innen speziell für diese Patient:innengruppe fort- und weitergebildet. Wenn Sie in ihrem lokalen Umfeld Kooperationspartner suchen, könnte eine Kontaktaufnahme mit dem DVGS (https://dvgs.de/de/kontakt.html), den örtlichen Krankenkassen oder örtlichen Rehasport-Anbietern hilfreich sein.

9.6 Einige praktische Hinweise

9.6.1 Integration der Bewegungstherapie in das therapeutische Team

Für ein gut angepasstes individuelles Training sind regelmäßige Teamtreffen wichtig. Die Beiträge und die Unterstützung der Spezialtherapeut:innen sind eine wichtige Ressource. Die Bewegungstherapie kann z.B. einen Beitrag bei der Reflexion der Erwartungshaltung der Patient:innen an sich selbst leisten. Dysfunktionale Muster sind den Betroffenen oft selbst nicht bewusst und werden deshalb in der Psychotherapie nicht thematisiert. Sie sind aber – im Sinne der Problemaktualisierung nach Grawe – in der Bewegungstherapie unmittelbar erleb- und beobachtbar und können durch die Rückmeldung der Bewegungstherapeut:innen für den therapeutischen Prozess nutzbar gemacht werden. Diese sollten daher an Teamsitzungen und Supervision teilnehmen.

9.6.2 Besonderheiten in der Bewegungstherapie mit PCS-Patient:innen

In jeder Einheit ist der erste Punkt für die Patient:innen, für sich selbst einzuschätzen, wie hoch die Dosierung des Trainings jetzt sein darf. Dabei ist es auch nötig zu beachten, welche Termine noch ausstehen und an welchem Zeitpunkt des Tages das Training stattfindet. Für Patient:innen, die sich eher durchbeißen, kann sich das Training erst einmal zu leicht anfühlen. Erst im weiteren Verlauf der Rehabilitation lernen sie, die Trainingsintensität in Relation zu den weiteren, am Tag noch anstehenden, körperlichen wie kognitiven Belastungen realistischer einzuschätzen. Möglich ist hierbei auch die Erfahrung, dass körperliche Aktivität nach geistiger Anstrengung einen wohltuenden Effekt haben kann. Ein vorübergehendes Überforderungserleben bleibt jedoch bei Veränderungen im Training nicht immer aus. Sehr verunsicherte Patient:innen fühlen sich in der Rehaklinik meistens gut aufgehoben. Manche PCS-Patient:innen werden durch die im Rahmen der Bewegungstherapie auftretenden körperlichen Sensationen verunsichert und sprechen ihre Ärzt:innen hierauf an. In diesem Falle ist es hilfreich, aufeinander abgestimmt zu antworten und entängstigende bzw. handlungsorientierte Erklärungsmuster anzubieten. Hilfreich ist es, immer wieder genau zu beobachten, welche Symptome durch somatische Veränderungen des Post-COVID-Syndroms und welche durch die inzwischen eingetretene Dekonditionierung verursacht werden.

9.6.3 Gestaltung des Tagesplans

Von besonderer Bedeutung ist bei Patient:innen mit PCS eine sorgfältige Besprechung der Behandlungsziele und des Therapieplans. Angstbetonte Patient:innen erleben den Plan mit mehreren Anwendungen am Tag oft als Überforderung und wollen diesen eher ausdünnen. Sehr leistungsorientierte Patient:innen fragen hingegen eher nach zusätzlichen Anwendungen (»kann ich nicht auch noch an der Kunsttherapie, der Wassergymnastik und dem Qigong teilnehmen?«). Das richtige Maß lässt sich hier am besten mit vorsichtigem und geplantem Ausprobieren finden. Gerade die Auseinandersetzung mit den Patient:innen über zusätzliche Behandlungswünsche kann hilfreich sein, um Selbstreflexion zum Thema Erschöpfung zu bahnen. Von besonderer Bedeutung ist hierbei auch das Erarbeiten eines individuellen Pausenmanagements – sowohl für die einzelne Übungseinheit als auch für den gesamten Tag. Nicht selten wird hierbei die Kommunikationsfähigkeit des Teams auf die Probe gestellt: Wünschen nach Veränderung im Therapieplan, gerade im bewegungstherapeutischen Bereich, sollten nicht ohne Rücksprache mit den Bewegungstherapeut:innen nachgegeben werden, da ansonsten Vermeidungsverhalten oder unreflektierte Selbstüberforderung unterstützt werden.

9.6.4 Umgang mit Pulsuhren und Wearables

In Bezug auf die PCS-Symptomatik haben sich Pulsuhren/Wearables als wenig hilfreich gezeigt. Zum einen sind die Werte bisher noch nicht immer genau und können im Falle von Fehlmessungen sehr irritierend wirken. Vor allem wirken sie aber wenig unterstützend bei der Förderung der eigenen Körperwahrnehmung und können zu einer dysfunktionalen Fixierung auf Messwerte führen. Gerade bei Betroffenen mit einem hohen Ruhepuls wirkt die Rückversicherung hier eher ängstigend. Wir trainieren daher regelmäßig ohne Pulsuhren, was von den Patient:innen nicht als Problem, sondern eher als Entlastung erlebt wurde.

9.6.5 Wie häufig kam es zu PEM?

Seit September 2021 wurden mit dem oben beschriebenen Bewegungstherapiekonzept etwa 400 PCS-Patient:innen behandelt. Schwere oder nachhaltige Fälle von Post-exertioneller Malaise (PEM) konnten wir hierbei nicht beobachten. Unsere Erklärung hierfür ist, dass ein bewegungstherapeutisches Konzept, welches sich an den aktuellen Bedürfnissen der einzelnen Gruppenteilnehmer:innen orientiert und auf eine Verbesserung der Körperwahrnehmung ausgelegt ist, hier präventiv wirkt. Einschränkend muss gesagt werden, dass sich unsere Erfahrung nur auf Patient:innen mit einem mittleren PCS-Schweregrad bezieht und nicht auf Patient:innen mit einem ausgeprägten ME/CFS und sehr geringer Belastbarkeit bis hin zur Bettlägerigkeit.

9.7 Fazit für die Praxis

Die Bewegungstherapie ist eine stützende Säule der Selbstfürsorge, die zur Veränderung der Körperwahrnehmung beiträgt. Sie kann aus einer Negativspirale hinaus- und zu einem bedürfnis-orientierten Training hinführen.

- Ein angepasstes und bedürfnisorientiertes Training kann Lebensqualität und Wohlbefinden sowie die körperliche Leistungsfähigkeit verbessern.
- Variantenvielfalt unterstützt die Patient:innen je nach Persönlichkeitsstil, Ressourcen gezielt zu aktivieren bzw. eigene Grenzen bewusster zu spüren und anzupassen, sodass das Über- bzw. Unterforderungserleben reflektiert werden kann und korrigierende Erfahrungen im Sinne des Erwartungsmanagements möglich werden. Dabei werden die Leistungsanforderungen an den Tagesablauf im Ganzen und an die Bewegung im Speziellen unter einer neuen Perspektive gesehen.
- Studien zeigen, dass Bewegungstherapie, die die individuelle Leistungsfähigkeit und die Bewältigungsstile im Sinne des Avoidance-Endurance-Konzepts be-

rücksichtigt, in der multidisziplinären Rehabilitation sicher durchführbar ist. Hierfür sind allerdings personelle Konstanz in der Betreuung und entsprechende zeitliche/personelle Ressourcen auch für den interdisziplinären Austausch notwendig.
- Bewegungstherapie kann ein Erfahrungsraum sein, der in der Psychotherapie reflektiert wird – gleichzeitig können hier neue Verhaltensmuster erprobt werden.

9.8 Literatur

Barz, A., Berger, J., Speicher, M. et al. (2024). Effects of a symptom-titrated exercise program on fatigue and quality of life in people with post-COVID condition – a randomized controlled trial. *Sci Rep, 14*(1):30511. doi: 10.1038/s41598-024-82584-4. PMID: 39681609, PMCID: PMC11649701.

Burmehl, L., Hasenbring, M., Kananian. S., et al. (2025). Zusammenhang zwischen Angst, Depressivität und körperlicher Leistungsfähigkeit im 6-Minuten-Gehtest: Avoidance und Endurance Verhalten als Moderatoren bei Patient:innen mit Post-COVID Syndrom. *Verhaltenstherapie, 35:* DOI: 10.1159/000546821

Gloeckl, R., Zwick, R. H., Fürlinger, U. et al. (2024). Practical Recommendations for Exercise Training in Patients with Long COVID with or without Post-exertional Malaise: A Best Practice Proposal. *Sports Med – Open 10*, 47. https://doi.org/10.1186/s40798-024-00695-8

Haberger, R., Montanari, I., Schmalenberger, D. et al. (2025). Ein stationäres Therapieprogramm für schwerstbetroffene Post-COVID-Patient:innen. *Ärztliche Psychotherapie, 20* (4), 0000–0000. DOI 10.21706/aep-20-4-0000

Jimeno-Almazán, A., Buendía-Romero, Á., Martínez-Cava, A. et al. (2023). Effects of a concurrent training, respiratory muscle exercise, and self-management recommendations on recovery from post-COVID-19 conditions: the RECOVE trial. *J Appl Physiol, 134*, 95–104

Jimeno-Almazán, A., Franco-López, F., Buendía-Romero, Á. et al. (2022). Rehabilitation for post-COVID-19 condition through a supervised exercise intervention: A randomized controlled trial. *Scandinavian journal of medicine & science in sports, 32*, 1791–1801. doi: 10.1111/sms.14240

Kieffer, S., Krüger, A.-L., Haiduk, B. et al. (2024). Individualized and Controlled Exercise Training Improves Fatigue and Exercise Capacity in Patients with Long-COVID. *Biomedicines,12*, 2445. https://doi.org/10.3390/biomedicines12112445

Kleinschmidt, J., Kupferschmitt, A., Etzrodt, F. et al. (2025). Bewegungstherapie beim Post COVID-Syndrom – Umsetzung in der Rehabilitation. *Bewegungstherapie und Gesundheitssport; 41*, 39–46. doi: 10.1055/a-2506-3379

Kleinschmidt, J. (2025). Bewegungstherapie. In: A. Kupferschmitt & V. Köllner: *Post-COVID erfolgreich therapieren – Manual zur Patientenschulung und Unterstützung der Krankheitsverarbeitung.* München: Elsevier, S. 133–143.

Kleinschmidt, J., Kupferschmitt, A. A., Etzrodt et al. (2025). Exercise therapy for post-COVID syndrome – Implementation in psychosomatic rehabilitation. *Journal of Psychosomatic Research, Volume 196*, 112252. https://doi.org/10.1016/j.jpsychores.2025.112252

Kupferschmitt, A., Hermann, C., Jöbges, M. et al. (2024). PoCoRe: Patientenzufriedenheit und subjektiver Behandlungserfolg. In: *DRV-Schriften Band 130:* 33. Reha-Wissenschaftliches Kolloquium, Bremen, 2024, Abstractband, DRV Bund, Berlin, S. 267–269.

Sütfels, G., Berger, M., Morina, S. et al. (2024). PoCoRe: Einschränkungen der kardiopulmonalen Leistungsfähigkeit bei Post-COVID und Effekte der Rehabilitation. In: *DRV-*

Schriften Band 130: 33. Reha-Wissenschaftliches Kolloquium, Bremen, 2024, Abstractband, Berlin; S. 262–264

Zeraatkar, D., Ling, M., Kirsh, S. et al. (2024). Interventions for the management of long covid (post-covid condition): living systematic review. *BMJ*. 387:e081318. doi: 10.1136/bmj-2024-081318. PMID: 39603702; PMCID: PMC11600537

10 Ambulante und Online-Therapie beim Post-COVID-Syndrom

Charles Benoy

10.1 Einleitung

Das Post-COVID-Syndrom (PCS) bleibt auch im Jahr 2025 eine weltweite Herausforderung für die öffentliche Gesundheit. Bis dato wurde keine kurative Behandlung oder Therapie, die eine vollständige Heilung ermöglicht, identifiziert. Die aktuellen Behandlungsempfehlungen basieren hauptsächlich auf Symptomlinderung, multidisziplinären Rehabilitationsmaßnahmen und der Anpassung an persistierende Beschwerden (Koczulla et al., 2024; NICE, 2024).

Seit 2021 gibt es in Luxemburg ein national koordiniertes spezifisches Behandlungssetting für PCS, das bis heute unter dem Label *Pilot-Projekt* regelmäßig reevaluiert wird. Bei den meisten Betroffenen stehen anhaltende Fatigue (ohne Linderung durch Ruhe), Ausdauerverlust (bis hin zu Belastungsintoleranz), neurokognitive Störungen sowie z. T. diffuse Schmerzsyndrome im Vordergrund. Diese Symptome erfordern spezifische Rehabilitationsmaßnahmen und eine längerfristige Begleitung, inklusive der Übertragung von Verhaltensanpassungen in den Alltagskontext. Entsprechend wurde von Beginn an im gesamten nationalen Behandlungsprogramm der Fokus auf Rehabilitations- und Therapieangebote im ambulanten Setting gelegt. Vor- und Nachteile sowie mögliche Indikatoren für ambulante vs. stationäre Behandlung sind unter anderem Benoy und Schumann (2015) zu entnehmen. Beim PCS sind krankheitsbedingte sehr niedrige Funktionsniveaus die größte Herausforderung, die alltagsnahen Behandlungsinhalte und die rasche Übertragung dieser in die unterschiedlichen Lebenskontexte hingegen die größte Chance eines ambulanten Settings.

Die ambulante Rehabilitation für PCS umfasst spezifische Angebote aus unterschiedlichen Institutionen des luxemburgischen Gesundheitswesens. An einer zentralen Stelle mit Fokus auf Diagnostik, Indikationsstellung und Koordination werden Betroffene in den passenden Angeboten triagiert. Die Angebote unterscheiden sich in ihrem Rehabilitationsfokus, zielen aber gemeinsam darauf ab, Betroffenen die bestmögliche Symptomlinderung und Anpassung an anhaltende Beschwerde zu bieten und ihre Fähigkeiten zur Selbstverwaltung und Autonomie zu stärken, um eine bestmögliche Lebensqualität bei persistierenden Symptomen zu ermöglichen.

Im Folgenden wird in einem ersten Schritt das gesamte Behandlungsangebot für PCS in Luxemburg beschrieben. Es steht beispielhaft für Rehabilitation im ambulanten und im Online-Setting. Anschließend wird die Behandlung mit verhaltensinterventionellem Fokus, die an unserer psychiatrischen Klinik angeboten wird, beschreiben. Ich wähle an dieser Stelle den Begriff verhaltensinterventionell, um alle therapeutischen Ansätze mit Fokus auf Verhaltensänderung, psychischer Flexibilisierung sowie Linderung von psychischem Leiden zu beschreiben, also über die klassischen Interventionen der Psychotherapie hinweg, die an anderer Stelle eventuell auch unter Interventionen der psychosozialen Beratung subsumiert werden.

10.2 Multi-disziplinäre und pluri-institutionelle Rehabilitation im ambulanten Setting: Beispiel des luxemburgischen Post-COVID-Behandlungsansatzes

▶ Abb. 10.1 zeigt schematisch Behandlungsangebot und -ablauf im nationalen luxemburgischen Vorgehen. Es soll an dieser Stelle darauf hingewiesen werden, dass dies keine vollständige Darstellung der komplexen Angebote der einzelnen Institutionen ist. Hervorzuheben ist vor allem das ambulante Setting, das sich über das gesamte Angebot der einzelnen Institutionen durchzieht. Des Weiteren ist die Begleitung durch ein individuelles Case-Management hervorzuheben.

> **Aus der Praxis**
>
> Der erste Patient in Luxemburg wurde im Juli 2021 aufgenommen. Stand 03. Februar 2025 wurden 1.489 Patient:innen in das ambulante Setting inkludiert. Altersdurchschnitt 47,5 Jahre, 64,2 % Frauen. Seit April 2023 haben die Neuaufnahmen sich auf einem tieferen Niveau stabilisiert (ca. 20/Monat), bleiben aber seither konstant, wobei gegenwärtig neue PCS-Syndrome nach der 3. oder 4. Infektion nicht selten sind und die gegenwärtigen Neuaufnahmen neue und keine langjährigen/langmonatigen PCS-Syndrome sind. Nur selten kommen Betroffene, die schon lange leiden, aber den Weg bis dato nicht ins Programm gefunden hatten. Die Syndrome haben sich über die Zeit nur wenig verändert. Zu Beginn manifestierten sich einige Post-Intensive-Care-Syndrome, aber nach kurzer Zeit kristallisierte sich ein meist homogenes Krankheitsbild des Typs Postinfektiöses Fatigue-Syndrom heraus. Hier wird in der Regel zusätzlich zum Case-Management sowohl eine psychosoziale und psychotherapeutische Behandlung sowie eine dreiwöchige multidisziplinäre Rehabilitation in einem Thermalbad angeboten.

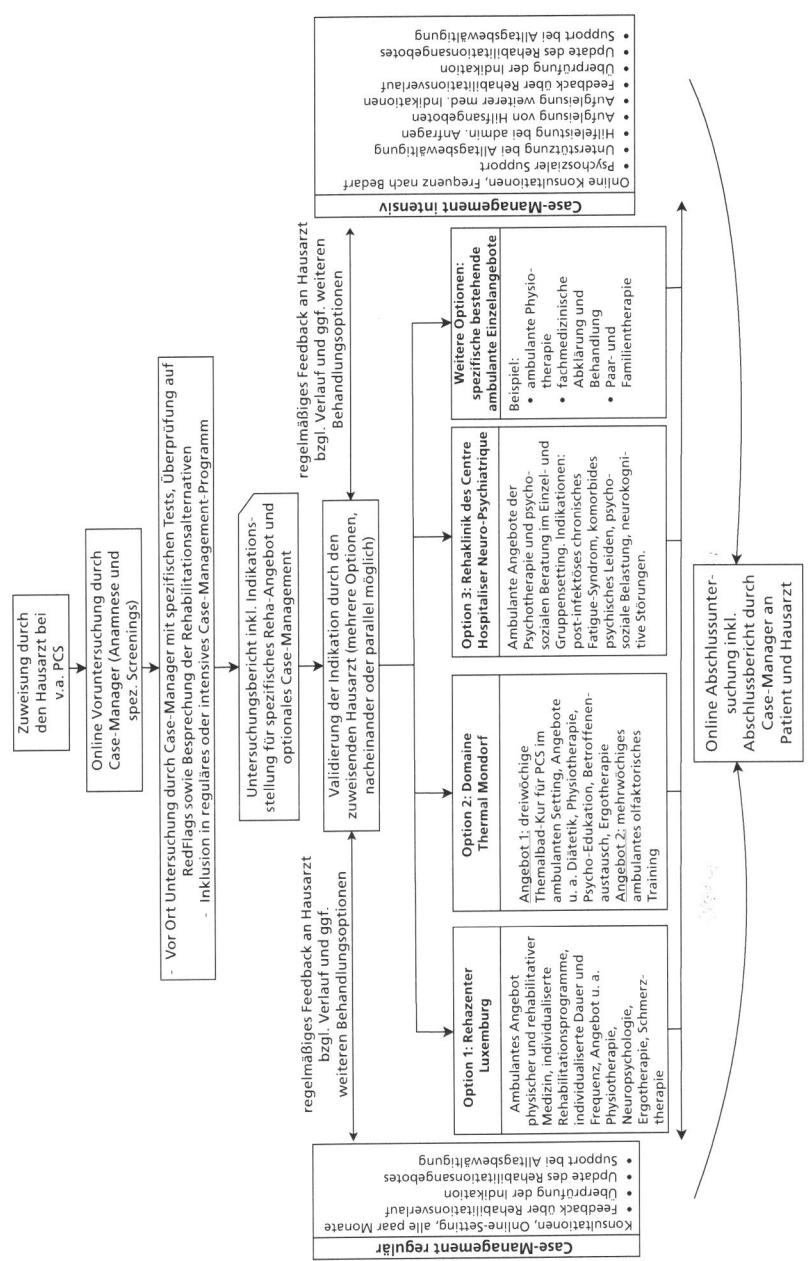

Abb. 10.1: Grafische Darstellung des ambulanten Versorgungsweges für PCS in Luxemburg[1]

---

1 An der Ausarbeitung dieses Programmes haben u. a. folgende weitere Personen mitgearbeitet: Monique Birkel, Daniela Collas, Aurore Leduc, Frédéric Eustache, Thérèse Staub,

10.2.1 Zentrales Case-Management

Ein zentraler Baustein des hiesigen Behandlungsansatzes ist der sogenannte medizinische Case-Manager (CM), das sich nach den konzeptuellen Ausarbeitungen von Gobet und Kollegen (2012) ausrichtet. Diese Rolle wird in Luxemburg von einer Pflegefachperson mit entsprechenden Weiterbildungen ausgeführt. Wie der ▶ Abb. 10.1 zu entnehmen ist, ist der CM erster, kontinuierlicher und letzter Ansprechpartner im Programm. Der CM erfüllt Funktionen eines *Gate-Keepers* (laufende Überprüfung, ob die Behandlung für die Betroffenen passt), eines *zentralen Ansprechpartners* (für Betroffene, Behandler:innen, beteiligte Institutionen), eines *Mediators* innerhalb des Gesundheitssystems (er kennt das System, garantiert Einhaltung des Ziels durch alle beteiligten Fachpersonen, und kann ggf. Systemanpassungen anstoßen), eines *Experten* (hält sich und andere Beteiligten über störungsspezifische Updates informiert), eines *Begleiters* (Empowerment des/der Betroffenen, Förderung von Autonomie und Lebensqualität im individuellen Lebenskontext) und eines *Fürsprechers* (Recht und Interessen des/der Betroffenen). Nebst den fachspezifischen Untersuchungen und der Unterstützung des Allgemeinmediziners oder der Allgemeinmedizinerin bei der Differenzialdiagnose und Indikationsstellung sowie der Koordination der Behandlung und der Begleitung der Betroffenen durch die unterschiedlichen Behandlungsangebote, ist das Case-Management selbst ein eigener Behandlungsbaustein. In der regulären Begleitung finden regelmäßige Kontakte ca. alle drei Monate statt (Online-Videokonferenz oder Telefon), um Updates und Feedback einzuholen und ggf. Anpassungen des Behandlungsangebotes einzuleiten. Über Verlauf, indizierte Anpassungen des Behandlungsangebotes oder mögliche Zusatzangebote wird der/die Allgemeinmediziner:in regelmäßig durch Verlaufsberichte informiert.

Das intensive Case-Management soll zusätzlich eine rasche Intervention bei akuten Problemen mit weitreichenden Folgen auf das ganze System des/der Betroffenen darstellen. Typische sogenannte *Red-Flags* (jeweils im direkten oder indirekten Zusammenhang mit PCS), welche eine rasche und intensive regelmäßige Online- (oder telefonische) Begleitung durch den CM einleiten würden, sind zum Beispiel akute Organisationsprobleme in der Familie, insb. im Falle von (Klein-)Kindern, akute Beziehungsprobleme, finanzielle und/oder Wohnprobleme, anhaltendes Empfinden von Hoffnungslosigkeit, Aussichtslosigkeit oder Einsamkeit, ausgeprägte soziale Isolation, Körperhygiene kann gegenwärtig nicht gewährleistet werden, ununterbrochene Arbeitsunfähigkeit von mehr als 12 Monaten oder drohender Arbeitsplatzverlust.

> **Aus der Praxis**
>
> Das individuelle Case-Management wird in Luxemburg erstmalig für Long-COVID-Betroffene umgesetzt und wird weiterhin als Pilot-Projekt geführt, das

---

Céline Rezette, Arnaud Marguet und Elise Welch des Centre Hospitalier du Luxembourg (CHL), Gaston Schütz des Rehazenters, Carlo Diederich des Domaine Thermal Mondorf.

sowohl qualitativ wie quantitativ (medizinisch wie gesundheitsökonomisch) evaluiert wird. Bei positiver Bilanzierung könnte dieses Projekt auch im Kontext anderer komplexer und/oder chronischer Erkrankungen Anwendung finden, gerade im aktuellen Kontext des Versuches der Förderung ambulanter Behandlungsansätze. Nicht nur klinisch, sondern auch aus Perspektiven der Gesundheitsökonomie sowie der klinischen und Versorgungsforschung ist die Implementierung von zentralen Koordinationsstellen, inklusive längsschnittlichen Monitorings, interessant.

10.2.2 Organisation der institutionellen Behandlungsschwerpunkte

▶ Abb. 10.1 bildet die einzelnen Angebote ab. Ausschlaggebend für die Indikationsstellung ist meist das globale Funktionsniveau der Betroffenen. Nicht selten ist eine Teilnahme an den Optionen 1 und 2 nicht möglich, weil durch fehlende Stabilisierung und Energiemanagement die Belastungsgrenze zu tief ist, und eine Behandlung mit Fokus auf physische Rehabilitation i. S. eines Belastungsaufbaus mit einer allgemeinen Symptomverschlechterung einhergehen könnte.

Entsprechend gilt folgende Umsetzung: die verschiedenen Angebote können nacheinander, isoliert, oder parallel angeboten werden. Indikationen werden in Zusammenarbeit vom CM mit den Allgemeinmediziner:innen und unter Berücksichtigung des gegenwärtiges Belastungsniveaus und der allgemeinen Situation der Betroffenen gestellt. Betroffene bleiben im Programm, bis eine bestmögliche Rehabilitation des globalen Funktionsniveaus sowie eine bestmögliche Lebensqualität in verschiedenen Lebensbereichen (psychische, physische, soziale und Lebensumfeld) erreicht werden konnte.

10.3 Bausteine der psychosozialen und psychotherapeutischen Behandlung, ambulant wie online

Fokus dieses Kapitels sind der *psychotherapeutische Zugang* und insbesondere das *ambulante* und *Online*-Setting. Denn genau hier liegt eine Spezifität. In multimodalen und multidisziplinären (tages)stationären Ansätzen ist die Psychotherapie in ein globales Konzept eingebettet. Entsprechend können in den psychotherapeutischen Gesprächen andere, für die Förderung der psychischen Gesundheit und Flexibilität relevante Aspekte, leichter ausgeblendet werden. In unserem ambulanten Setting ist es uns ein Anliegen, auch diese Aspekte zu integrieren. Sie sind genauso unverzichtbar, entsprechend kann über das psychotherapeutische Vorgehen und den subjektiv wahrgenommenen positiven Effekt des ambulanten Angebotes nur in Einbezug all dieser ambulanten Bausteine berichtet werden. Entsprechend werden im Folgenden über alle verhaltensinterventionellen Angebote zur Förderung der psychischen Flexibilität und Gesundheit, über die spezifische Psychotherapie hinweg, berichtet. In ▶ Abb. 10.1 sind diese Behandlungsbausteine in Option 3 einzuordnen.

10.3.1 Online-basiertes Erwartungsmanagement und störungsspezifische Edukation

Lange Therapie-Wartezeiten und begrenzte therapeutische Ressourcen können negative Effekte haben.

- Nocebo-Effekt: Je länger chronisch kranke Patient:innen ohne Hilfe bleiben, desto wahrscheinlicher tritt der Nocebo-Effekt während der Wartezeit auf (Furukawa et al., 2014).
- Menschen mit chronischen Krankheiten fühlen sich nicht selten am Rande des Gesundheitssystems und kämpfen darum, eine angemessene, auf ihre Bedürfnisse zugeschnittene Versorgung zu erhalten. Darüber hinaus fehlt ihnen häufig der Zugang zu den neuesten wissenschaftlichen Erkenntnissen über ihre Erkrankung, sodass sie auf eigene Recherchen im Internet angewiesen sind. Dabei stoßen sie möglicherweise auf höchst fragwürdige oder sogar potenziell schädliche Informationen, oft ohne das notwendige Wissen, um diese Informationen korrekt zu interpretieren.

Gleichzeitig haben sich rezent publizierte Untersuchungen mit Video-Interventionen als Werkzeug zur Optimierung von Therapieerwartungen beschäftigt. So konnten durch die Darbietung von kurzen Videosequenzen Placebo-Mechanismen angestoßen werden, die sich positiv auf Therapieeffektivität auswirkten (Salzmann et al., 2022), und die Prozess- und Therapieerwartung, die Haltung gegenüber der Therapie, gesellschaftliche Akzeptanz von Therapie sowie gesundheitsförderliche Verhaltensintention von Betroffenen positiv beeinflussten (Braun-Koch et al., 2022; Braun-Koch et al., 2023).

Diesen Erkenntnissen folgend wurde eine Internetseite[2] aufgebaut, welche über verschiedene Phasen eine positive Therapieerwartung fördern, als valide Informationsquelle dienen, sowie die Wartezeit zur Therapie möglichst sinnvoll überbrücken kann.[3] Diese Internetseite stellt einen wesentlichen Baustein unseres gesamten verhaltensinterventionellen Angebotes dar, und ist phasenweise aufgebaut.

Der phasenweise Ansatz zielt darauf ab, Aktivierungsstufen schrittweise zu erhöhen:

---

2 Funded by the Luxemourg National Research Fund (FNR), grant reference PSP-C2024/18887181
3 https://ecare.rehaklinik.lu/de

- Informationskonsum: Während der Wartezeit »konsumieren« Betroffene zunächst Informationen, indem sie die Erfahrungen früherer Patient:innen beobachten. Diese asynchrone Interaktion bietet Einblicke in die Erfahrungen anderer und erleichtert die spätere physische Interaktion während der persönlichen Therapiephase. Sie greifen auf von Fachleuten bereitgestellte Ressourcen zu, die evidenzbasierte Informationen über die Krankheit, klinische Forschung und Selbstmanagementstrategien betonen. Dies fördert die aktive Teilnahme am Krankheitsmanagement und sensibilisiert für die Bedeutung evidenzbasierter Praktiken.
- Digitale synchrone Interaktion: Anschließend wechseln Betroffene zu einer digitalen synchronen Interaktion in einer betreuten Chat-Gruppe.
- Persönliche Therapie: Wenn die Patient:innen auf der Warteliste vorgerückt sind und die persönliche Therapie beginnt, werden sie ermutigt, weiterhin auf Ressourcen wie die Chat-Gruppe, Videos und Handouts zuzugreifen, die kontinuierlich aktualisiert werden, um den Prozess der Therapie zu unterstützen.
- Aktive Teilnahme: Im Verlauf können Betroffene wie Angehörige und andere Interessierte aktiv zum Projekt beitragen, indem sie selbst in Videos auftreten.

Dieser Ansatz stellt eine moderne Form der Interaktivität dar, die sich an das gesellschaftliche Problem des Umgangs mit chronischen Krankheiten anpasst und neue technologische Werkzeuge nutzt, um Therapiewartung positiv zu beeinflussen und die Patient:innenversorgung und -beteiligung zu verbessern.

10.3.2 Stabilisierung psychosozialer, finanzieller und beruflicher Kontexte zur Prävention psychischer Symptome

Wenngleich ein wesentlicher Anteil der Betroffenen in unserem nationalen Behandlungsprogramm auf den psychometrischen Skalen der Standarddiagnostik erhöhte depressive und Ängstlichkeitswerte aufzeigt, leiden die meisten nicht an psychischen Störungen im engeren Sinne. Sie erleben Frustrationen und leiden unter den Effekten des PCS auf ihr Funktionsniveau in unterschiedlichen Lebensbereichen. Entsprechend liegt der erste Fokus der ambulanten Behandlung meist auf der Prävention von potenziellen psychischen Folgesymptomen. Hier gelten als Ausgangspunkt die bekannten allgemeinem Risikofaktoren, also die Stabilisierung der sozialen Integration, der privaten und familiären Finanzen, der Familienkonstellation (inkl. Kinderbetreuung), der Partnerschaft (inkl. Intimität und Sexualität), der beruflichen Situation, der Wohnsituation sowie alle weiteren persönlich-relevanten Faktoren in Bezug auf psychisches Wohlbefinden bzw. Lebensqualität. Dies ist nicht trivial, sondern im Falle von chronischen Erkrankungen von großer Bedeutung. Fallen relevante Säulen der Lebensqualität und -stabilität infolge verlängerter Krankheiten oder unzureichender Anpassungen an diese unkompensiert weg, sind sie a posteriori nur sehr schwer wieder herstellbar.

Diese Perspektive einnehmend wird einem Großteil der PCS-Betroffenen eine psychotherapeutische bzw. psychosoziale Begleitung angeboten, um frühzeitig und präventiv eine Stabilisierung externer, Lebensqualität sichernder Faktoren, zu erreichen.

Meist findet dies im Kontext des ambulanten psychotherapeutischen Behandlungsangebotes statt, wenngleich es technisch gesehen hier eher noch eine Art psychologisch-psychosoziale Beratung ist. Es findet entweder im persönlichen Kontakt im Ambulatorium, oder, wenn dies krankheits- und/oder situationsbedingt notwendig ist, online statt. Wird in einem relevanten Lebensbereich ein akuter Risikofaktor im Sinne der o. g. Red-Flags identifiziert, so wird die psychosoziale Intensivbegleitung vom CM umgehend aufgenommen. Sind zudem klinisch relevante Symptome einer akuten oder anhaltenden psychischen Belastung eruierbar, so wird parallel umgehend eine spezifische psychotherapeutische Behandlung begonnen.

Die überwiegende Mehrheit an Interventionen, die unter diesen Punkt fallen, betreffen den beruflichen Kontext. Hier werden spezifische nationale Programme zum Erhalt der (Teil-)Arbeitsfähigkeit, zur finanziellen Absicherung, oder zur professionellen Umschulung möglichst frühzeitig angestoßen, um präventiv Deteriorationen vorzubeugen. Unsere Empfehlungen basieren i. d. R. auf den spezifischen Empfehlungen der englischen Society of Occupational Medicine (2022).

10.3.3 Psychoedukation im ambulanten und Online-Gruppensetting

Die störungsspezifische Psychoedukation findet im ambulanten Gruppensetting statt. Jeweils in den unterschiedlichen Landessprachen, zu wechselnden Wochenzeiten, von einem Zyklus zum anderen, sowie alternierend online oder in Präsenz im Gruppenraum der Ambulanz. Die Inhalte der einzelnen Sitzungen wurden in Anlehnung an die zu Beginn erwähnten Leitlinien aufgebaut, und die Betroffenen erhalten nach der Sitzung Handouts. Die Inhalte der einzelnen Sitzungen sind ▶ Tab. 10.1 zu entnehmen. Die Sitzungen dauern i. d. R. 60 Minuten.

Tab. 10.1: Organisation und Inhalte der einzelnen Termine der ambulanten PCS-Psychoedukationsgruppe

Termin 1	Informationsvermittlung über PCS: Allgemeine Krankheitsinformationen, Störungsmodell, insbesondere Ursachen für Post-exertionelle Malaise Behandlung von PCS, allgemeines Behandlungskonzept und nationales Behandlungsprogramm Information zum aktuellen Forschungsstand
Termin 2	PACING (Aktivitäts- und Energiemanagement) Selbstbeobachtung Hindernisse und individuelle Herausforderungen beim Pacing
Termin 3	Achtsamkeit und Akzeptanz Leben mit einer chronischen Erkrankung
Termin 4	Stressmanagement Entspannungstechniken

Für die Praxis

Der Ablauf der gruppentherapeutischen Interventionen im Online-Setting wird versucht möglichst vergleichbar zum ambulanten Setting zu halten. Der Schweregrad der Erkrankung bzw. des Funktionsniveaus ist nicht ausschlaggebend, aber es ist offensichtlich, dass im Online-Setting Betroffene teilnehmen können, die es in eine ambulante Gruppe nicht geschafft hätten. Sei es wegen der Symptomatik bzw. des damit einhergehenden Funktionsniveaus, der familiären oder professionellen Situation, oder anderen Gründen. Tatsächlich nehmen online entsprechend auch immer wieder schwer Betroffene teil, die die meiste Zeit des Tages bettlägerig sind, und deren Teilnahme im ambulanten Setting unmöglich gewesen wäre.

In allen unseren Online-Gruppentherapien orientieren wir uns möglichst an folgenden organisatorischen Grundsätzen:

- Es findet ein Vorgespräch im Einzelsetting, in Präsenz oder online, ca. 30 Minuten, mit einem/einer der Gruppentherapeut:innen statt. Hier wird Setting, Ziel sowie Organisatorisches thematisiert.
- Die erste Sitzung findet in Präsenz statt.
- Alle Teilnehmenden stellen sich zu Beginn kurz persönlich vor, thematisieren ihr Funktionsniveau sowie falls zutreffend, wenn es symptom- oder funktionsbedingte Flexibilisierungen des Settings braucht.
- Die Teilnehmenden behalten ihre Kamera während der Gruppe an.
- Die Teilnehmenden werden dazu eingeladen, sich auch nach Beendigung des regulären Gruppenprogramms in Peer-Gruppen zusammenzuschließen und in Kontakt zu bleiben. Wir empfehlen maximal drei bis vier Teilnehmende pro Gruppe. Zudem werden, falls es das Funktionsniveau und die Alltagsorganisation erlaubt, weiterhin die regelmäßige Teilnahme in den Selbsthilfegruppen empfohlen.

10.3.4 Ambulante (Online-)Einzelpsychotherapie

Zusätzlich zum ambulanten psychoedukativen Gruppenangebot wird basierenden auf folgenden Indikationskriterien eine zusätzliche einzelpsychotherapeutische Behandlung angeboten. Diese Kriterien sowie das anschließend beschriebene Vorgehen wurden in Anlehnung an die deutsche S1-Leitlinie entwickelt (Koczulla et al, 2024):

- Einschränkung der psychischen, sozialen oder Lebensumfeld-bezogenen Lebensqualität.
- Dysfunktionale Krankheitsverarbeitung (siehe Avoidance-Endurance-Muster, ▶ Kap. 8).
- Fehlende Krankheitsakzeptanz.

- Akute psychische Belastung (beispielsweise persistierende emotionale Erschöpfung, Lebensüberdruss, Hoffnungslosigkeits- oder Aussichtlosigkeitsempfinden).
- Komorbide anhaltende belastende und/oder beeinträchtigende anderweitige psychische Symptome (z. B. Hypochondrisches Syndrom oder phobische Reaktion in Bezug auf potenzielle Reinfektion mit SARS-CoV-2).

Die Frequenz, die Sitzungsdauer, die Sitzungsanzahl sowie das Setting (online oder in Präsenz) werden unter Berücksichtigung der Dringlichkeit sowie des individuellen körperlichen Funktionsniveaus festgelegt.

Das psychotherapeutische Vorgehen ist individualisiert und richtet sich an der gegenwärtigen Symptomatik sowie dem individuell ausgearbeiteten bio-psycho-sozialen Krankheitsmodell aus. Es werden psychotherapeutische Interventionen aus den Bereichen Entspannungstechniken, Pacing und Schmerztherapie eingesetzt. Vordergründig stützt sich das individualisierte Vorgehen auf Inhalte der Akzeptanz- und Commitment-Therapie (ACT) (Benoy et al., 2023).

Die ACT-basierte, auf die Förderung von Prozessen mit dem Ziel der psychischen Flexibilisierung ausgerichtete Haltung, bietet sich beim PCS u. a. in folgenden Bereichen an:

- Förderung der Krankheitsakzeptanz und Reduktion von Kontroll- und Vermeidungsversuchen von Schmerzen, Fatigue oder anderen Symptomen sowie damit verbundene emotionale Reaktionen, da diese Kontroll- und Vermeidungsversuche meist verstärkend auf das globale Syndrom wirken (z. B. PEM), und genau jene Symptome ins Zentrum des eigenen Handels stellen, statt Raum für Anderes, Lebenswertes zu öffnen.
- Förderung des Kontaktes zu persönlichen Werten, was die Loslösung des zuvor beschriebenen Kampfes fördert, sowie Selbstwirksamkeitserleben ermöglicht.
- Loslösung von Rumination durch die Stärkung des mentalen Kontaktes zum Hier und Jetzt und im Sinne des verbesserten Energie- und Stressmanagements.
- Distanzierung von dysfunktionalen bzw. nicht hilfreichen Glaubenssätzen, welche sich negativ auf die Krankheitsbewältigung auswirken (z. B. »mehr hilft mehr«, »ich bin selbst schuld, wenn es nicht besser wird«, »andere denken ich bin ein Simulant«, »ich muss es nur genügend wollen«).
- Identifizierung und Entkopplung von zur Krankheitsbewältigung hinderlichen Selbstkonzepten (z. B. »wenn ich nicht leiste, bin ich nicht liebenswert«, »ohne meine Arbeit bin ich für Andere uninteressant«).

Ein sehr wesentlicher Aspekt in der Therapie ist die Einnahme einer akzeptierenden Haltung durch die Fachperson. Im therapeutischen Kontakt gilt es, den psychischen Schmerz zu halten und so gemeinsam das Einnehmen einer annehmenden Haltung gegenüber der Erkrankung zu fördern. Gerade Fachpersonen müssen darauf achten, nicht die frustrane Suche nach Lösungsstrategien für Unveränderbares durch ein zu aktives und problemorientiertes Vorgehen zu stärken. Und somit geht es darum, das innere Erleben annehmen zu können (und nicht *äußere* Umstände oder Konsequenzen), ohne genau gegen dieses anzukämpfen.

Fallbeispiel

Nicht selten äußern Betroffene, dass Sie die Erkrankung nur sehr schwer akzeptieren und sich damit nicht anfreunden können. Tatsächlich geht es auch nicht darum, *seinen Frieden damit zu finden*, oder nicht mehr unglücklich, traurig oder wütend zu sein, dass man an einem PCS (und allen damit zusammenhängenden Folgen) erkrankt ist. Es geht sozusagen darum, akzeptieren zu können, dass man die Erkrankung nicht akzeptieren kann. Also zu akzeptieren, dass es einen traurig und wütend macht, und vielleicht auch beschämt, dass man diese Krankheit hat. Erst die Akzeptanz dieses inneren Erlebens ermöglicht es, die Vermeidung und Kontrolle aufzugeben, und einen offenen und aktiven Umgang mit der Erkrankung zu finden. Also z. B. offen mit anderen darüber zu reden, statt sich zu verstecken, die eigenen Grenzen einzuhalten, statt wiederholt über die eigenen Belastungsgrenzen hinauszugehen, mit dem/der Partner:in zu thematisieren, dass man infolge des PCS und damit einhergehenden sexuellen Funktionsverlustes Scham empfinde und Angst habe, Intimitäts-Bedürfnisse nicht mehr zu erfüllen usw.

10.3.5 Ambulante (online-)psychotherapeutische Gruppentherapien

Die Nachfrage nach der zuvor beschriebenen einzelpsychotherapeutischen Behandlung ist größer, als dies in unserem Setting angeboten werden kann. Entsprechend haben wir uns im Verlauf dazu entschieden, zusätzlich ein gruppentherapeutisches Setting mit vergleichbaren Indikationen und Inhalten anzubieten. Dies wird inzwischen in den meisten Fällen vor einer einzeltherapeutischen Behandlung angeboten, außer die Gruppentherapie ist nicht möglich (Zeit, Setting, Symptomatik, Sprache oder andere). Sie wird in mehreren Sprachen und in wöchentlichen Abständen durchgeführt, meistens online, aber zum Teil auch in Präsenz im Gruppenraum der Ambulanz unserer Klinik. Der Gruppentherapie vorgeschaltet ist ein halbstündiges Einzelgespräch mit einem/einer der Therapeut:innen, die auch die Gruppentherapie anleiten. Hier geht es um Setting-Klärung, Indikation, Ziele und Abläufe sowie weitere Absprachen. Nach dem Ende der Gruppentherapie findet erneut ein Einzelgespräch statt. Hier wird evaluiert und Feedback eingeholt, sowie gemeinsam besprochen, ob Ziele erreicht worden sind, oder eine weiterführende Einzeltherapie aufgeleist wird.

Im Verlauf haben sich die Inhalte der Gruppentherapie immer wieder angepasst, und es wurden Inhalte ergänzt oder wieder entfernt. Gegenwärtig haben wir uns nun entschieden, das manualisierte gruppentherapeutische Programm von Kupferschmitt und Köllner (2025) zu übernehmen. Es ist etwas ausführlicher als jenes Programm, das wir bis dato umsetzten, umfasst aber aus unserer klinischen Erfahrung mit über 500 PCS-basierten Psychotherapien alle relevanten Bereiche, ist sehr vollständig und dank des Fokus auf verständlicher und zugänglicher Didaktik sehr empfehlenswert. Vor allem aber scheint es uns aus wissenschaftlicher Perspektive von großer Bedeutung, sich in größeren Konsortien zusammenzuschließen und gemeinsam standardisierte Vorgehensweisen auf ihre generelle Wirksamkeit und spezifische Wirkprozesse zu evaluieren.

10.3.6 Ambulante neuropsychologische Testung und Training

Neurokognitive Störungen im Kontext von PCS sind sehr häufig und führen zu sehr signifikanten Beeinträchtigungen und Belastungen (▶ Kap. 4.2). Entsprechend wird in unserem Kontext leitliniengetreu getestet, und wenn indiziert trainiert. Unsere Ambulanz hat sich ebenfalls an der wissenschaftlichen Evaluation von App-basiertem neurokognitivem Training für PCS beteiligt (Ferizaj et al., 2024). Die fachspezifische neuropsychologische Behandlung ist entsprechend in unserem ambulanten Setting von großer Bedeutung, soll aber aufgrund des Fokus des vorliegenden Beitrages auf psychotherapeutische Zugänge nicht weiter ausgeführt werden.

10.3.7 Ambulante Selbsthilfegruppen

Wenngleich die Selbsthilfe kein direkter psychotherapeutischer Zugang ist, so ist der Austausch, die gegenseitige Unterstützung, der Erfahrungsaustausch sowie die gegenseitige Fürsorge, Anerkennung und das gegenseitige Verständnis zwischen Betroffenen von immenser Bedeutung. Entsprechend ist sie ein weiterer wichtiger Baustein unseres ambulanten Angebotes. Die Klinik stellt in der Ambulanz den Raum (inkl. Verpflegung) für den Austausch zur Verfügung, und wirbt für das Angebot, ohne selbst teilzunehmen oder einzuwirken. Allenfalls nimmt eine Fachperson auf explizite Anfrage der Betroffenen kurz teil, um fachliche Stellung zu spezifischen Fragen zu nehmen. Die Organisation übernimmt die Gruppe autonom. Der Austausch findet in Präsenz wie auch online statt. Das Angebot wird sehr geschätzt und dankend angenommen.

10.3.8 Ambulante und Online-Angehörigenarbeit

Angehörige spielen in der Behandlung von PCS eine wichtige Rolle. Das familiäre und soziale System von Betroffenen wird durch die Belastung und Beeinträchtigung, sowie die notwendige Verhaltensanpassung des Betroffenen mit beeinträchtigt und belastet. Zudem ist neben Akzeptanz und Verständnis oftmals eine konkrete alltagsnahe Unterstützung durch Angehörige nötig oder zumindest indiziert und hilfreich. Entsprechend veranstaltet unsere Ambulanz sehr regelmäßig Informationsabende für Angehörige und weitere Interessierte. In jeweils wechselnden Sprachen und Uhrzeiten, werden hier folgende Themenfelder ange- und im Dialog besprochen:

(1) Was ist PCS?
(2) Wie behandelt man PCS?

(3) Pacing und Entspannung.
(4) Arbeitsreintegration beim PCS.
(5) Der Leidensdruck der Familie und des Umfeldes.
(6) Wie Angehörige und Dritte unterstützen können.

Diese Angehörigen-Informationsabende werden sowohl in Präsenz als auch in Form von Online-Meetings angeboten.

10.4 Fazit für die Praxis

- Das ambulante Setting im Kontext psychotherapeutischer Behandlungen von PCS hat einige Vorteile und scheint im klinischen Alltag gut umsetzbar.
- Das ambulante Vorgehen lässt sich gut mit unterschiedlichen Online-Interventionen ergänzen, insbesondere bei schwereren Beeinträchtigungen und starken Einschränkungen im globalen Funktionsniveau, die eine regelmäßige Präsenzteilnahme erschweren oder verunmöglichen.
- Die ambulante psychotherapeutische Behandlung sollte unbedingt die individuelle Stabilisierung von psychosozialen, finanziellen und beruflichen Kontexten zur Prävention psychischer Störungen bzw. Exazerbationen letzterer berücksichtigen und ggf. priorisieren.
- Um auch im ambulanten Setting die notwendige multidisziplinäre und pluriinstitutionelle Zusammenarbeit zu gewährleisten, bieten sich eine Organisation via eine zentrale und koordinierende Ansprechperson an (Case-Management). Diese orientiert Betroffene, fördert Kommunikation und Austausch von Fachpersonen, informiert Betroffene, Angehörige wie Fachpersonen über neue Entwicklungen, und wirkt stabilisierend wie präventiv auf das Syndrom und das System des Betroffenen.

10.5 Literatur

Benoy, C., Romanczuk-Seiferth, N., Villanueva, J. et al. (2023). *Akzeptanz-und Commitment-Therapie (ACT)*. Kohlhammer Verlag.
Benoy, C., & Schumann, I. (2015). Behandlung von Zwangserkrankungen: Zur Indikation eines stationären Settings. *Psychiatrie & Neurologie, 4*, 2–4.
Braun-Koch, K., & Rief, W. (2022). Maintenance vs. Change of Negative Therapy Expectation: An Experimental Investigation Using Video Samples. *Front. Psychiatry, 13*(836227).
Braun-Koch, K., & Rief, W. (2023). Kann die Einstellung gegenüber Psychotherapie von Alkoholabhängigen anhand einer kurzen Videointervention verändert werden?. *Verhaltenstherapie, 33*(1), 1–12.

Ferizaj, D., Stamm, O., Perotti, L. et al. (2024). Effectiveness of a mobile application for independent computerized cognitive training in patients with mild cognitive impairment: study protocol for the NeNaE Study, a randomized controlled trial. *Trials*, *25*(1), 444.

Furukawa, T. A., Noma, H., Caldwell, D. M. et al. (2014). Waiting list may be a nocebo condition in psychotherapy trials: A contribution from network meta-analysis. *Acta Psychiatrica Scandinavica*, *130*(3), 181–192.

Gobet, P., Galster, D., Repetti, M. et al. (2012). *Le case management en contexte. Bases conceptuelles et application d'un dispositif de prise en charge intégratif*. Éditions EESP, Les outils.

Kupferschmitt, A., & Köllner, V. (2024). *Post-COVID erfolgreich therapieren: Manual zur Patientenschulung und Unterstützung der Krankheitsverarbeitung*. Elsevier Health Sciences.

Koczulla, A. R. et al. (2024). *S1-Leitlinie Long/Post-COVID, Registernummer 020–027, AWMF*. https://register.awmf.org/de/leitlinien/detail/020-027

NICE (2024). *COVID-19 rapid guideline: managing the long-term effects of COVID-19 2024, Guideline NG188*. https://www.nice.org.uk/guidance/ng188/resources/covid19-rapid-guideline-managing-the-longterm-effects-of-covid19-pdf-66142028400325

The Society of Occupational Medicine (2022). Long COVID and Return to Work – What Works? A position paper from the society of occupational medicine. https://www.som.org.uk/sites/som.org.uk/files/Long_COVID_and_Return_to_Work_What_Works.pdf

III Verzeichnisse

Verzeichnis der Autorinnen und Autoren

Benoy, Charles, Dr. phil.
Centre Hospitalier Neuro-Psychiatrique
Rehaklinik
17, avenue des Alliés, L-9002 Ettelbruck
charles.benoy@chnp.lu

Erim, Yesim, Prof. Dr. med.
Psychosomatische Abteilung
Universitätsklinikum Erlangen
Schwabachanlage 6, D-91054 Erlangen
yesim.erim@uk-erlangen.de

Hofer, Hans-Georg, Prof. Dr. phil.
Institut für Ethik, Geschichte und Theorie der Medizin
Universität Münster
Von-Esmarch-Str. 62, D-48149 Münster
hg.hofer@ukmuenster.de

Kastel-Hoffmann, Silke, Dr. med.
Psychosomatische Abteilung
Universitätsklinikum Erlangen
Schwabachanlage 6, D-91054 Erlangen
silke.kastel-hoffmann@sozialstiftung-bamberg.de

Kleinschmidt, Judit
Sport- und Bewegungstherapeutin
Rehazentrum Seehof der Deutschen Rentenversicherung Bund
Lichterfelder Allee 55, D-14513 Teltow
judit.kleinschmidt@drv-bund.de

Köllner, Volker, Prof. Dr. med.
Forschungsgruppe Psychosomatische Rehabilitation
Charité – Universitätsmedizin Berlin
und
Rehazentrum Seehof der Deutschen Rentenversicherung Bund
Lichterfelder Allee 55, D-14513 Teltow
volker.koellner@charite.de

Kupferschmitt, Alexa Alica, Dipl.-Psych. Dr. rer. medic. M.Sc. Psych.
Psychologin, Psychologische Psychotherapeutin
Rehazentrum Seehof der Deutschen Rentenversicherung Bund
Lichterfelder Allee 55, D-14513 Teltow
und
Forschungsgruppe Psychosomatische Rehabilitation
Charité – Universitätsmedizin Berlin
alexa.kupferschmitt@charite.de

Morawa, Eva, PD Dr. rer. medic. Dr. habil. med. Dipl.-Psych. Dipl.-Theol.
Psychosomatische und Psychotherapeutische Abteilung
Universitätsklinikum Erlangen
Schwabachanlage 6, D-91054 Erlangen
eva.morawa@uk-erlangen.de

Peters, Eva, Prof. Dr. med.
Psychoneuroimmunologie Labor
Klinik für Psychosomatik und Psychotherapie
Justus-Liebig Universität Gießen
Ludwigstr. 78, 35392 Gießen
eva.peters@eva-peters.com

Schauenburg, Henning, Prof. Dr. med.
Heidelberger Institut für Psychotherapie
Vossstr. 9, D-69115 Heidelberg
henning.schauenburg@gmail.com

Sachwortverzeichnis

A

Abstraktion 66
ACE2-Rezeptor 32
Acetylcholin 56
Achtsamkeit 85, 100, 117
– Achtsamkeitsbasierte Intervention 117
Adaptionssyndrom 20
Adverses Event 96
Aktive Schlussbildung – Active Inference 84
Aktivierung von CD8+ T-Zellen 31
Akute Herzinsuffizienz 37
Akute Stresskardiomyopathie 37
Akutes Koronarsyndrom 37
Akutes respiratorisches Distresssyndrom (ARDS) 32
Akzeptanz- und Commitment-Therapie (ACT) 94, 101, 114, 124, 144
Akzeptierende Haltung 117
Allgemeinmediziner:in 138
Allostatisch
– Last 54, 61
– Symptomatik 61
– Überlastung 56
Alter 34
Alzheimer-Krankheit 67
Ambulant
– Rehabilitation 135
– Selbsthilfegruppe 146
Amyloid-Pathologie 67
ANA (antinukleare Antikörper) 46
Angiotensin-konvertierendes Enzym 2 (ACE2) 57, 67
– Angiotensin Converting-Enzym 2 32
Angst 46, 83, 97
– Erkrankung 97
– Störung 53
Anti-Coronavirus-Antikörper 35
Antidepressiva 57
Antigenpräsentierende Zelle (APZ) 55
Antihypertensiva 58
Antiinflammatorische Diät 60
Antikörper 56
Antioxidantien 36

Apherese 119
Apoptose 56
App-basiertes neurokognitives Training 146
Arbeitsgedächtnis 70
Arbeitsplatzverlust 138
Arbeitsunfähigkeit 138
Area cribriformis 34
Atem
– Beruhigende Technik 129
– Therapie 126, 128
Atemweg
– Infekt 54
– Symptom 53
– Virus 54
Ätiologische Probleme 80
Atmungssystem 37
Aufmerksamkeit 66, 70
– Lenkung 97
– Selektive 66, 70
Autismus 83
Autoimmunität 35, 36, 92
Avoidance-Endurance
– Konzept 123
– Modell 94, 118
– Muster 143

B

B-Zell-Aktivierung 31
Bagatellisierung 120
Behandlungserwartung 94
Belastungsintoleranz 43, 44
Bell-Score 125
Beobachtung 82
Betablocker 39, 40
Bewältigungsstil 104
Bewegungsbezogene Angst 125
Bewegungstherapie 46, 96, 122, 124
Bildungsniveau 69
Bindungstheorie 82
Bio-psycho-sozial
– Krankheitskonzept 92
– Krankheitsmodell 144

Blut-Hirn-Schranke (BHS) 33
Blutsenkungsgeschwindigkeit (BSG) 45
BMI 34, 66
Borg-Skala 124, 126
Brain-derived neurotrophic factor (BDNF) 59
Brainfog 45, 66
Bulbus olfactorius 33
Burn-out 22

C

C-reaktives Protein (CRP) 45
Cardio-MRT 39
Case-Manager 138
CFS 22, 25
Chronic Epstein-Barr Virus Syndrome 25
Chronifizierungsgrad 98
Chronisch
- Entzündung 92
- Schmerz 91, 123
Chronisches Fatigue-Syndrom (CFS) 24
- Chronic fatigue syndrome 25
CK 46
Coping-Fähigkeit 116
Coronavirus 54
Cortisol 56, 57
COVID-19 43
- Akute COVID-19-Infektion 36
COVID-induzierter Diabetes mellitus 41
Crash 44, 86, 123, 127
Critical-Illness-Polyneuropathie 45

D

D-Dimere 46
- Konzentration 32
d2-R-Test 68
Dekonditionierung 92, 119, 123, 131
Depression 83, 92, 97
- Depressivität 46, 122
- Erkrankung 53
- Symptomatik 61
Diagnose F06.7 (leichte kognitive Störung) 73
Differenzialblutbild 45
Digitale synchrone Interaktion 141
Distress-Endurance-Verhalten 123
DSM-5 96
Dufterkennung 43
Durchfall 42
Dysbiose im Mikrobiom 35, 36
Dysfunktion
- Autonome 44
- Endotheliale 67
- Kognitive 44
- Mitochondrien 67
- Neuroendokrine 44
- Neurologische 44
- Zerebrovaskuläre 67
Dysfunktional
- Atemmuster 125
- Durchhaltestrategie 119
Dysphonie 37
Dyspnoe 37, 92, 122
- Belastungsdyspnoe 37
Dysregulation des Immunsystems 67

E

Echokardiografie 39
Eckpunktepapier zur Rehabilitation beim PCS 99
Eingeschränktes Leistungsvermögen 100
Elektrokardiografie (EKG) 39
Elektrophysiologisch 21
Encephalomyelitis simulating Poliomyelitis 23
Endothel 35
- Dysfunktion 35
- Endothelitis 35
- Zelle 32
Endozytose 31
Enterovirus 43
Entkatastrophisieren 97
Entscheidungsfähigkeit 45
Entspannung
- Technik 144
- Training 60, 128
Entzündung 55
Entzündungsgeschehen 35
Entzündungssyndrom
- Multisystemisches 67
Enzephalitis 32
Enzephalopathie 45
Epstein-Barr-Virus (EBV) 24, 43
Erfahrungsraum 133
Ergometertraining 127
Ergotherapie 100
Erkrankung
- Komorbide 34
Erlernte Immunantwort 55
Erschöpfung 19, 58, 95
- Chronische 81
- Neigung 116
- Nervöse 21
- Syndrom 19
Erwartung 82
- Haltung 85
- Management 94, 123, 132

– Verletzung (Predictive Coding) 95
Exekutive Funktion 45, 66, 70

F

Fahrrad fahren 127
Fatigue 19, 20, 43, 44, 53, 61, 91, 96, 97, 117, 122
– Forschung 20
– Schwer ausgeprägte 100
– Symptomatik 59
– Syndrome 20
Ferritin 46
Fibromyalgie 117
Finanzielles Problem 97
Fitnessstudio 122
Fludrocortison 41

G

G-Protein-gekoppelter Rezeptor (GPCR) 36
Gastrointestinalsystem 42
Gedächtnis 66
– Probleme 45
Gefäßdichte 35
– Makuläre 35
– Peripapilläre 35
Gefäßschäden 80
Gefäßtonus 36
Gelernte Hilflosigkeit 81
Gerinnungsaktivierung 36
Geruchsverlust 45
Geschmacksstörung 43
Geschmacksverlust 45
Gesetzliche Krankenkasse 130
Gestaltkreis 83
Gesteigerte Gerinnungsaktivität 35
Gestörte Mitochondrienfunktion 35
Gestufte Therapie 45
Gesunde Erschöpfung 123
Gesundheitsangst 104
Glia 67
– Zelle 34
Glukokortikoid-Rezeptor 57
Glutamat-Homöostase 67
GPCR 36
Graded Exercise 123
Granulozyte 55
– Neutrophile 31
Granulozyten-Makrophagen-Kolonie-stimulierender Faktor (GM-CFS) 31
Gruppe
– Größe 116
– Therapie 114, 145

Guillain-Barré-Syndrom (GBS) 45
Gymnastik 59
Gynäkologische Symptome 42

H

Harnstoff 45
Herpesvirus 43
Herz- und Kreislaufsystem 37
Herzrhythmusstörung 32
Herzsportgruppe 130
Hippocampus 34, 67
Hirnnervenausfall 45
Homöostase 54, 61
Husten 37
Hyperbare Sauerstofftherapie 70, 119
Hyperventilation 117
Hyperventilationsneigung 92
Hypocortisolismus 80
Hyposmie 42
Hypovolemie 40

I

ICD-11 96
IL-1β 57
IL-6 46, 57
IL-8 46
Immunantwort
– Angeborene 31, 55
– Erlernte 55
Immunapherese 47
Immundysregulation 44
Immunologische Dysregulation 58
Immunsystem 52
In-Label-Liste 41, 46
Industriegesellschaft 19
Infekt
– Viraler 24
Infektion
– Systemische 34
Infektiöse Mononukleose 24
Influenza 43
Informationskonsum 141
Inhibition 66
Intensive Care Unit = ICU-Syndrom 34
Interferon-gamma (IFN-γ) 31
Interferone 46
Interleukin 66
– Interleukin-1 (IL-1) 46
– Interleukin-6 (IL-6) 31
Interpretation 82
Ivabradin 39, 40

K

Kapitalismus 21
Kardiopulmonale Leistungsfähigkeit 125
Katastrophisierende Gedanken 104
Kinderlähmung 79
Kipptischuntersuchung 40
Kognitiv
– Einschränkung 97, 100
– Leistung 65
– Störung 91
– Training 99
– Verhaltenstherapie 46, 96
Kognitive Beeinträchtigung 66, 120
– Verlauf 67
Kompressionsstrümpfe 40
Konditionierungs-Paradigma 84
Konstruktivismus 83
Kontrollüberzeugung 118
Konversionshypothese 115
Konzentrationsfähigkeit 45, 70
Konzentrationsschwäche 59
Konzept der gelernten Hilflosigkeit 84
Kopfschmerzen 45
Körperlich
– Aktivität 98, 124
– Leistungsfähigkeit 132
Körperwahrnehmung 100, 125
Korrigierende Erfahrung 132
Krafttraining 127
Krankheit
– Akzeptanz 143
– Bewältigung 91, 104, 120
– Verhalten 55
Kreatinin 45
Kulturkritik 21

L

Labordiagnostik 45
LDH 46
Lebensqualität 122, 135
Lebensstilintervention 62
Leichte kognitive Störung 66
Leistungen zur Teilhabe am Arbeitsleben, LTA 101
Leistungseinschränkung 120
Lernen 66
Lernleistung 70
Lethargie 45
Lungenembolie 32
Lungeninfektion 32
Lungenschäden 80
Lymphgefäß 67
Lymphozytäre T- und B-Zellen 56

M

Makrophage 31, 55
Maladaptive Immunantwort 58
Masern 43
Mastzelle 55
ME 22, 23
ME/CFS 100
Microglia 34
– Reaktivität 33
Midodrin 41
Mikrobiom 42
Minderperfusion 35
Mindfulness-Based Stress Reduction 60
Mini-Mental State Examination 69
Mitochondriale Funktion 36
Mittlerer Gyrus temporalis 33
Montreal Cognitive Assessment 69
Multidisziplinär 136
– Rehabilitationsmaßnahme 135
Multimodale Therapie 92
Multiple Sklerose 117
Muskelschmerz 120
Myalgic Encephalomyelitis 23
Myalgie 45
Myalgische Enzephalitis 79
Myalgische Enzephalitis/Chronisches Fatigue-Syndrom (ME/CFS) 43, 78
Myalgische Enzephalomyelitis/Chronisches Fatigue-Syndrom (ME/CFS) 19
Myokardinfarkt 36
Myokarditis 37
Myopathie
– Rechtsventrikuläre 37

N

NASA Lean Test 40
Natürliche Killerzelle 55
Nervous Exhaustion 21
Neurasthenie 19, 21
Neurobiologischer Effekt 125
Neurodegenerativer Prozess 67
Neuroendokrin-immune Interaktion 52
Neurogenese 33
– Im Hippocampus 33
Neurokognitive Einbußen 45
Neurokognitive Störung 135, 146
Neuronation 73
Neuronen, Astrozyten, Oligodendrozyten und Endothelzellen des ZNS 33
Neurovegetative Störung 24
Neutrophile extrazelluläre Fallen (NETs) 32
Nicht steroidale Antiphlogistika 58

Niedriger Bildungs- und Einkommensstand 52
Nieren
- Fibrose 42
- Schädigung 42
Nocebo-Effekt 94, 140
Non-invasive Hirnstimulation 70
Nordic Walking 126
NT-proBNP 39, 46
Nullsummenspiel-Modell 85

O

Objektrepräsentanz 82
Obstipation 42
Ohnmacht 86
Olfaktorischer Kortex 33
Omikron-Variante 32
Online
- Angehörigenarbeit 146
- Gruppe 116
- Gruppentherapie 143
Organschäden 34
Orthostatische Dysregulation 36

P

Pacing 45, 85, 95, 144
Pankreas 41
Parosmie 42
PASC-Symptom 65
Pathogen associated molecular patterns (PAMPs) 55
Pause 95, 116
Pausenmanagement 131
PC-Theorie 83
PCS-spezifisches Setting 99
Peer-Gruppe 143
PEM 46, 122, 123
Perforation des Darms 42
Perikarditis 37
Periphere Sauerstoffausschöpfung 125
Pfeiffersches Drüsenfieber 24, 43
Pflegefachperson 138
Pharmakologische Interventionen 62
Pharmakotherapie 47
Phasen-Modell nach Kübler Ross 118
Phobische Reaktion 144
PHQ-4 46
PHQ-9 57
Placebo-Mechanismus 140
Pneumonie 32
PNI-Forschung 54
Poliomyelitis 23
Polykrise 30

Polyneuropathie 45
Post-Acute Sequelae of COVID-19 (PASC) 34, 65
Post-COVID-19-Syndrom 34, 65
Post-exertionelle Malaise (PEM) 43, 44, 61, 86, 132
- Post-exertional malaise 23
Post-Intensive-Care (PICS)-Syndrom 44
Posterior 82
Posttraumatische Belastungsstörung 53, 92
Posturale Tachykardie 84
Posturales orthostatisches Tachykardie-Syndrom (POTS) 40
Postvirale Erschöpfungssyndrome 22
POTS 98
Prävention 141
Predictive Coding 78, 82, 93
Predictive Processing 82
Prior 82
Problemaktualisierung 130
Progressive Muskelentspannung nach Jacobsen 126, 128
Prothrombotisches Milieu 36
Psychische Komorbidität 120
Psychische Symptome 53
Psycho
- Analyse 82
- Edukation 94, 95, 98, 116, 126
- Genese 115
- Kardiologie 91, 98
- Therapie 62
Psychologische Feldtheorie 83
Psychologisierung 119
Psychomotorische Störungen 45
Psychotherapeutische Intervention 46
Pulsgesteuertes Ergometertraining 126
Pulsuhr/Wearable 132

Q

Qigong 126

R

Ratgeberliteratur 22
Rationalisierung der Arbeit 19
Rauchen 34
Red-Flag 138
Reduktion kognitiver Dissonanz 83
Reflektorische Atemtherapie 129
Regensburger Wortflüssigkeits-Test, RWT 68
Rehabilitation 62, 92, 93, 98, 99, 122, 124, 126, 136

– Tagesklinisch 98
Rehasport 130
Replikation des Erbgutes 31
Restviren 80
Rhythmusstörung 37
Riechstörung 42
RNA-Genom 31
Rumination 144

S

S1-Leitlinie 48
SARS-Virus 43
Schellong-Test 40
Schlafstörung 44
Schlaganfall 36, 45
– Ischämisch 32
Schmerz 44, 117
– Therapie 123, 144
Schonung 95
Schwer ausgeprägtes ME/CFS 125
Schwindel 98
Selbst
– Ausbeutung 22
– Bild 95
– Hilfegruppe 101
– Hilferessourcen 99
– Konzept 95
– Regulatorisch 70
– Überforderung 85, 92, 119
– Vorwürfe 95
– Wert 95
– Wirksamkeit 98, 117, 125
– Wirksamkeitserleben 118, 144
Sensorische Amplifikation 83, 84
Sinustachykardie 40
Small-Fiber-Neuropathie (SFN) 45
Somatisch
– Belastungsstörung 53, 96
– Krankheitsverständnis 119
Sozialer Abstieg 97
Sozialmedizinische Beurteilung 100
Sozioökonomischer Status 57
Spike-Glykoprotein (S-Protein) 32
Spiroergometrie 40, 123
Spirometrie 39
Sterilität 42
Stimmbildungsstörung 37
Störungsspezifisch
– Gruppentherapie 115
– Psychoedukation 142
Stress 54, 56
– Aktivierung des Immunsystems 54
– Chronischer 57
– Oxidativer 36, 58, 67, 125

– Reduktion 61
Stressor 52
Subjektives Wirksamkeitserleben 84
Substantia nigra 33
Supervision 130
Symptomlinderung 135
Systemtheorie 83

T

T-Zell-vermittelte Immunreaktion 31
Tachykardie 39, 40
Teamsitzung 130
Teil Erwerbsminderungsrente 100
Teufelskreis 117, 123
Therapie
– Kompass 46
– Pharmakologische 70
Therapieerwartung
– Optimierung 140
– Positive 140
Thromboembolie 32
Thyreoidea-stimulierendes Hormon 45
Trail Making Test, TMT 68
Training
– Atemmuskulatur 128
– Ausdauer 122, 127
– Intensität 131
– Kraft 122
– Steuerung 123
Transaminasen 45
Transmembranprotein 36
Transthorakale Echokardiografie (TTE) 39
Trinkmenge 40
Troponin 39, 46
Tumornekrosefaktor (TNF) 46
– Tumornekrosefaktor-alpha (TNF-α) 31

U

Übermäßiges Entzündungsgeschehen 35
Übertraining 86
Unruhe 45
Urin-Stix 46

V

Vasodilatation 40
Vegetative Dystonie 24
Verarbeitungsgeschwindigkeit 66, 70
Verausgabungsbereitschaft 92
Verbaler Lern- und Merkfähigkeitstest, VLMT 68

Verbales Kurzzeitgedächtnis 66
Verhaltensinterventionelles Angebot 140
Verhaltenstherapie 60
Verhandeln 118
Verleugnung 117
Vermeidung 123
Verstärkerverlust 97
Verwachsung 42
Verzögerter Abruf 66, 70
Video-Intervention 140
Virus
– Infektion 23
– Partikel 35
– Reservoire 35
Visuell-räumliche Funktion 66
Volumenverschiebung 40
Vorhersagefehler 84, 95

W

Wahrnehmung 82
Walking 126, 127

Wassergymnastik 126
Wechsler Memory Scale 68
Wortflüssigkeit
– Phonemische 68
– Semantische 68
Wut 118

Y

Yoga 126

Z

Zentrales Case-Management 138
Zentrales Nervensystem (ZNS) 32
Zytokine 31, 46, 55, 56
– Proinflammatorische 31
– Sturm 31, 35
– TNFα 58
Zytomegalievirus (CMV) 43